TRAITÉ

DES

FIÈVRES INTERMITTENTES
ET REMITTENTES

DES PAYS TEMPÉRÉS ET NON MARÉCAGEUX,
ET QUI RECONNAISSENT POUR CAUSE LES ÉMANATIONS
DE LA TERRE EN CULTURE,

PAR

LE Dr ADRIEN BÉRENGUIER,

Médecin de l'Hôpital de Rabastens (Tarn),
membre correspondant des Sociétés de médecine de Toulouse, de Bordeaux,
de Lyon, etc.

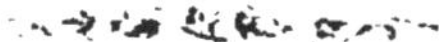

PARIS,
VICTOR MASSON ET FILS,
PLACE DE L'ÉCOLE-DE-MÉDECINE, 17.

MDCCCLXV.

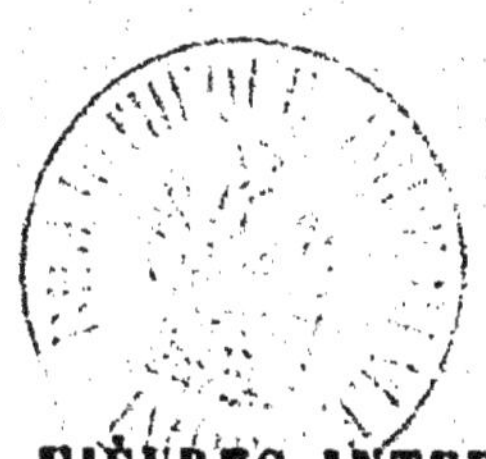

TRAITÉ

DES

FIÈVRES INTERMITTENTES ET RÉMITTENTES

DES PAYS TEMPÉRÉS ET NON MARÉCAGEUX,

ET QUI RECONNAISSENT POUR CAUSE LES ÉMANATIONS DE LA TERRE EN CULTURE.

TOULOUSE, IMPRIMERIE DE A. CHAUVIN, RUE MIREPOIX, 3.

TRAITÉ

DES

FIÈVRES INTERMITTENTES

ET RÉMITTENTES

DES PAYS TEMPÉRÉS ET NON MARÉCAGEUX,
ET QUI RECONNAISSENT POUR CAUSE LES ÉMANATIONS
DE LA TERRE EN CULTURE,

PAR

LE Dr ADRIEN BÉRENGUIER,

Médecin de l'hôpital de Rabastens (Tarn),
membre correspondant des Sociétés de médecine de Toulouse, de Bordeaux,
de Lyon, etc.

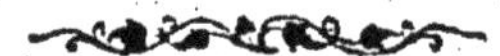

PARIS,
VICTOR MASSON ET FILS,
PLACE DE L'ÉCOLE-DE-MÉDECINE, 17.

MDCCCLXV.

1864

PRÉFACE.

Ce traité des fièvres intermittentes propres aux pays non marécageux est un ouvrage tout pratique. Chaque contrée se présente avec des conditions particulières de climat et d'influences locales qui lui donnent un génie pathologique propre, une sorte de *tempérament territorial.* Ces conditions, selon la remarque de Sydenham, ne sont pas même stables. Elles sont changeantes de leur nature ; elles varient quelquefois d'une année à l'autre, et nul médecin ne saurait donner des conseils utiles, s'il ne connaissait les remèdes appropriés à la constitution médicale régnante, s'il ne connaissait la marche et la nature des maladies annuelles ou dominantes dans le pays. Dans le sud-ouest de la

France et particulièrement dans le bassin sous-pyrénéen, la périodicité domine toute la pathologie. Pendant longtemps j'ai vu la fièvre intermittente régner en souveraine et absorber en quelque sorte toutes les autres affections. Depuis l'apparition des maladies des végétaux, de la pourriture des pommes de terre et de l'oïdium de la vigne, une autre influence semble se répandre sur nos départements méridionaux. Une vaste endémie nous est venue du nord et de l'ouest de la France, et avec des caractères de *gastricité* plus ou moins prononcés, depuis le degré le plus faible, où elle présente tous ou quelques-uns des symptômes de la suette de Foucard, jusqu'à la fièvre dite muqueuse, elle devient à un degré plus avancé la fièvre typhoïde ataxo-adynamique. Elle doit être considérée aujourd'hui comme la maladie régnante ou endémique. Depuis quelques années elle constitue le fond commun sur lequel se déroulent toutes nos scènes pathologiques. On la retrouve même à titre de complication dans les dérangements accidentels de la santé, tels que des traumatismes divers ou des émotions morales à impression fâcheuse. Néanmoins, le génie morbide propre à nos campagnes siliço-argileuses n'a pas entièrement disparu et la périodicité se reproduit encore assez souvent. Nous la retrouvons tantôt avec les caractères fondamentaux de la fièvre intermittente, apyrexie et paroxysmes, tantôt plus ou moins masquée par la forme continue de l'état fébrile.

On a tant écrit sur les fièvres intermittentes, qu'au premier aspect un nouveau travail sur cette matière pourra paraître inutile ou superflu; mais si les temps et les lieux impriment des changements remarquables à toutes les maladies, c'est principalement aux fièvres intermittentes et aux affections qui en dérivent que le sol et le climat apportent des modifications dont il faut tenir compte pour leur opposer un traitement efficace. Il n'y a pas de marais dans les départements compris entre les Pyrénées et la montagne Noire, et les affections périodiques y sont produites par les émanations de la terre en culture; mais elles n'y présentent pas les caractères accentués de l'empoisonnement marécageux, tels qu'on peut les observer dans la Sologne ou dans la Bresse. Notre climat variable et tempéré se produit néanmoins sous une latitude assez élevée pour qu'à certaines époques de l'année on voie apparaître les affections graves des pays chauds. Cependant nos fièvres intermittentes, par leur provenance des émanations du sol et par les conditions météorologiques qui à certaines saisons en favorisent plus ou moins le développement, ne sont qu'un diminutif de celles qu'on observe dans les climats à température très-élevée, comme à Rome ou en Afrique.

Les émanations telluriques, c'est-à-dire s'élevant au-dessus des terrains argileux, sont à mon sens la cause de nos pyrexies à retours périodiques. Nous insisterons donc au chapitre de l'étiologie sur l'absence des marais et sur les propriétés essentiellement nocives des effluves propres aux campagnes cultivées. Nous décrirons ensuite les formes généralement peu graves des maladies de nos climats. Il y a cependant à appeler l'attention sur l'impression fâcheuse qu'elles déterminent dans certaines conditions, telles que la vieillesse, et, plus particulièrement pour les femmes, la gestation et la puerpéralité.

Les conditions organiques qui de trois manières différentes peuvent occasionner l'anasarque ou l'œdème général à la suite des fièvres intermittentes seront exposées longuement, ainsi que les indications thérapeutiques qui en découlent. Quelques observations précises et bien circonstanciées établiront le caractère contagieux de la fièvre intermittente. J'insisterai sur les conditions essentielles et indispensables pour que cette contagion puisse se produire. Des observations cliniques démontreront que certaines complications, que certaines phlegmasies viscérales concomitantes, et dans quelques cas un excès d'infection miasmatique peuvent donner à la maladie une forme continue et quelquefois la rendre pernicieuse; car la fièvre intermittente avec apyrexie et les fièvres rémittentes ou pseudo-continues, ainsi que les fièvres pernicieuses forment une seule et même famille nosologique qu'on peut appeler *maladies à quinquina* et qui en aucun cas ne peut être considérée comme étant de même nature que la fièvre typhoïde.

Toutes ces considérations me paraissent affranchir mon travail du reproche de superflu ou d'inutile. Chacune amène son indication thérapeutique, et l'on ne guérit bien que les maladies que l'on connait le mieux et sur lesquelles l'esprit n'a conçu que des appréciations exactes. On ne saurait relire trop souvent les pages consacrées aux indications thérapeutiques des maladies les plus communes. Il ne faut pas se prendre d'un bel engouement pour la quinine ou pour le quinquina, mais il faut connaître toutes les ressources que nous pouvons retirer de ces précieux remèdes. Il faut savoir qu'ils ne réussissent qu'autant que l'organisme se trouve dans un état qui permette une parfaite absorption. Il faut connaître les effets physiologiques des médicaments, les moyens divers qui peuvent être employés lorsque l'écorce du Pérou a échoué, les préceptes à suivre pour éviter les récidives de la fièvre. Tout cela est digne d'attention, et malgré les excellentes pages écrites par les grands maîtres, on peut encore, sans tomber dans les redites, préciser de mieux en mieux les règles d'un bon traitement et donner de sages conseils pour guérir les malheureux qui se confient à nos soins.

Morton, Torti et Lancisi paraissent avoir posé des règles on ne peut plus positives pour la curation des *maladies à quinquina*. Torti, principalement, nous a laissé des fièvres pernicieuses et des fièvres rémittentes ou pseudo-continues, une description tellement complète, tellement exacte, qu'à un siècle de distance on ne peut en trouver de plus précise et de plus fidèle; et, disent les auteurs du Compendium de médecine, « *ce n'est que dans cet auteur que l'on peut apprendre l'histoire des fièvres intermittentes*. Néanmoins, par une déviation regrettable de la science, des idées fausses sur ce genre de maladies avaient prévalu en France, parce que le cadre nosologique en usage à l'école de Paris, ne comprenait que les maladies propres au nord et au centre de l'empire. Distraits par les études sur l'inflammation et absorbés par les recherches des lésions cadavériques, on n'avait pas aperçu que certaines affections ne sont chez nous qu'à l'état d'embryon, et qu'en s'élevant vers l'équateur on les retrouve plus graves, plus redoutables et mieux accentuées. Cependant, M. Nepple, devenu l'un des maitres les plus incontestés, publia, en 1835, un excellent traité des maladies des pays marécageux du centre de la France, qui ramena les esprits vers les saines doctrines, et nos médecins militaires, aux prises avec des épidémies meurtrières, se virent forcés de revenir à la méthode de Torti. Ils appelèrent l'attention sur les maladies des pays chauds, et c'est à M. Maillot, dit M. Littré, *que je dois d'avoir compris les fièvres d'Hippocrate.* Il appartenait au savant traducteur de la collection de l'école de Cos de restituer aux maladies de l'antique Grèce leur véritable signification et de démontrer, en s'appuyant sur les travaux de la médecine militaire française, combien est grande l'erreur qui les avait si longtemps confondues avec la fièvre typhoïde du nord de l'Europe.

Les *maladies à quinquina* forment, en effet, une vaste famille nosologique dont les formes et les symptômes varient à l'infini et augmentent de gravité en approchant des marais-types ou en se manifestant dans les climats à température très-élevée. Loin des marais et de l'équateur, dans les pays livrés à la culture, où l'on ne rencontre ni étangs, ni eaux stagnantes, la gravité des symptômes diminue sans perdre la faculté si remarquable pour ce genre de maladies de pouvoir se transformer et de présenter une phénoménisation intermittente, rémittente ou continue. Les fièvres de nos contrées sous-pyrénéennes sans marais et sous une latitude moyenne rentrent dans le cadre des *maladies à quinquina*, et méritent à ce titre de fixer l'attention des praticiens.

Dans ces maladies, il y a à considérer une altération particulière du sang et une action toute spéciale produite sur le système nerveux, soit qu'elle résulte de cette déviation survenue dans la composition du fluide sanguin, soit qu'on la suppose occasionnée par le miasme tellurique directement introduit dans la circulation. Il y a à tenir compte des lésions viscérales aiguës, qui peuvent modifier la marche et la physionomie de l'affection. Dans certains cas, il faudra apprécier l'importance de divers engorgements chroniques parenchymateux, produits par les concentrations qui se répètent souvent dans le cours de ces maladies vers le système veineux profond de la rate et du foie. Enfin il y a à méditer sur le phénomène inexplicable du retour périodique de certains accidents et sur l'efficacité tout aussi inexplicable de l'action curative des quinquinas..... etc.

Ces études ne seront aujourd'hui nullement intempestives par rapport aux doctrines médicales actuellement en faveur. La scholastique a fait son temps. L'ère des systèmes exclusifs est passée. Celui qui adopterait un système sans jamais vouloir s'en écarter tuerait beaucoup de malades. Il pourrait posséder de vastes connaissances, mais il ne deviendrait jamais un artiste, c'est-à-dire qu'il n'acquerrait jamais cette appréciation du moment qui rend habile à guérir. Il ne faut accorder une importance exclusive ni aux symptômes locaux ni aux symptômes généraux. Une perspicace observation démêle entre les deux la réelle indication thérapeutique. Il y a cent ans, l'indication empirique dominait la pratique médicale tout entière. Il faut lui préférer l'indication expérimentale et rationnelle, c'est-à-dire celle que fournissent un diagnostic précis et une connaissance certaine de l'action physiologique des agents de la matière médicale.

Il n'y a pas un seul système en médecine qui ne puisse fournir quelque enseignement utile à l'homme qui sait discerner. Les ultra-vitalistes ont pour défaut de discuter à perte de vue, de trop argumenter sur la nature du *principe vital, sur son alliance avec l'âme,* sur les maladies de cette alliance ou sur cette alliance considérée comme siége de la maladie; manière de raisonner qui perd le médecin dans les obscurités de l'idéologie, lorsqu'il ne prend pas pour boussole les lésions organiques ou les souffrances des organes.

Comme chrétien, comme philosophe sensé, il faut croire avec Descartes qu'il y a en nous un principe immatériel et libre, étranger au fonctionnement des organes, l'âme immortelle dont les physiologistes n'ont nullement à s'occuper. Ce n'est donc qu'en dehors de la pathologie que nous devons être animistes; mais au lit du malade, nous n'avons à savoir autre chose, si ce n'est que les tissus vivants ont des manifestations qui leur sont propres et qui n'appartiennent qu'à eux : ce sont les *propriétés vitales*. Il faut en tenir compte pour l'interprétation de certains phénomènes morbides. Mais pour guérir, il faut encore autre chose : il faut savoir trouver l'organe malade, savoir distinguer le solide ou le liquide altéré et ne pas oublier enfin qu'en certaines circonstances nos moyens d'investigation sont encore insuffisants et que certaines maladies ne sont qu'une souffrance *sine materiâ*.

Conservons et propageons les saines méthodes que les sciences exactes ont communiquées aux sciences naturelles et par lesquelles la médecine est enfin parvenue à se placer sur un fondement solide, c'est-à-dire sur l'observation et sur l'interprétation rationnelle des faits. Une idée juste prédomine aujourd'hui et constitue tout le bon sens médical de l'époque; c'est l'idée de ne rien admettre en médecine qui ne puisse s'accorder avec nos connaissances physiologiques. Les lois de la chimie, de la physique, de la mécanique même se reproduisent dans nos organes; mais elles y sont modifiées par les propriétés vitales de nos tissus, par le jeu de la vie dans les appareils. Au sein de tous les tissus, dans tous les courants d'humeur, sur tous les points de l'organisme, en un mot, s'opère une incessante transformation de matériaux inorganiques en matériaux organiques. Opération mystérieuse de chimie modifiée par le contact de la substance vivante. Une grande science récemment formée s'agrandit chaque jour, c'est la biologie, qui systématise toutes nos connaissances relatives aux phénomènes de toute espèce, qui se passent dans les êtres organisés végétaux ou animaux, c'est-à-dire aux lois qui font que la vie se continue et se manifeste par certains actes dans tout ce qui n'est pas inorganique. Cette science de l'organisation, de ses éléments, de ses propriétés, n'existait pas chez nos devanciers, qui se sont perdus dans les recherches de l'absolu ou des causes premières. Aujourd'hui la *biologie* est faite; et à tout ce qui sera proposé ou énoncé et qui sera en opposition évidente avec les faits acquis par cette science, on dira : *On ne passe pas*. Voilà toute la philosophie médicale de notre époque, et certes je la tiens pour excellente.

Qu'on le veuille ou qu'on le nie, la biologie représentant la connaissance de tout ce qui concourt aux phénomènes de la vie, dirigera désormais la médecine, complétera sa transformation et, de progrès en progrès, la dégageant des niaiseries des anciennes écoles, la conduira vers la vérité, vers la vérité obscurcie naguère encore par les systèmes abstraits et les théories plus ou moins hasardées. Quelle joie et quel bonheur pour l'homme d'étude d'entendre le biologiste le plus éminent et le plus autorisé, M. Littré, s'écrier : « Que sont » aujourd'hui les solidistes et les humoristes, » les galénistes et les hippocratistes, les natu» ristes et les animistes, les organiciens intré» pides et les partisans du principe vital? etc. » Broussais nous a délivrés de l'ontologie médicale, c'est-à-dire de la métaphysique creuse des anciennes écoles. Bichat nous révéla les propriétés vitales des tissus, et c'est à l'impulsion imprimée par le génie ardent de ce premier biologiste que nous devons le développement des découvertes successives qui viennent aujourd'hui se grouper pour former la science de l'organisation et des fonctions des corps vivants, radicalement séparée de toutes les autres connaissances qui ont pour but le monde inorganique. Or l'art médical ne doit s'appuyer que sur cette science déjà si riche, et se préserver des théories abstraites sur les causes premières, où tout est conjectures, rêveries et déceptions.

De nos jours quelques jeunes esprits, aspirant à une position scientifique élevée et ne trouvant pas une voie nouvelle pour systématiser la science médicale autrement que leurs contemporains, ont fait volte-face à la vérité et se sont rejetés vers les ontologies anciennes. Ils n'ont pas craint de revenir vers l'étude des causes premières de l'absolu. Dans un livre magistralement écrit, nous avons vu récemment M. Chauffard attaquer tous les systèmes, toutes les vérités et tous les procédés rationnels avec lesquels nous avons coutume de guérir, et nous le voyons élever à grands frais de beau style et de pensées profondes toute une doctrine sur les causes contingentes, qui produisent à son avis la vie ou la maladie. « La cause en soi, » dites-vous, séparée de l'évolution morbide » qu'elle détermine, n'amenant pas ses effets » adéquates, n'est, pour ainsi dire, plus cause, » et se résout dans l'idée de puissance pure, » de force latente, d'unité affective cachée » (page 344). Grand Dieu! quel langage au dix-neuvième siècle! vous voulez donc rejeter l'art de guérir à cent ans en arrière, et je ne commencerais à vieillir que pour assister au recul de la science! A quoi servent au lit du malade vos raisonnements abstraits, votre métaphysique et vos *forces vitales reposant dans l'enchaînement des actes vitaux et dans les conditions essentielles de ces actes perçus par l'innéité intellectuelle?* (page 148.) Tout cela peut être excellent pour charmer les loisirs littéraires des médecins de cabinet, qui ne voient pas de malades, sorte de savants ou de curieux de la nature qui aiment à plonger la pensée dans les tourbillons du raisonnement. Mais pour ceux qui se trouvent chaque jour aux prises avec la réalité, pour ceux qui ne cherchent que le but réel de l'art, c'est-à-dire la guérison des malades, oh! ceux-ci ont tout à perdre à se complaire à de semblables lectures. Leur esprit dérouté, ballotté dans les nuages de vos creuses discussions, ne distingue plus les phénomènes pathologiques et s'abandonne peu à peu à cette contemplation spéculative du mal qui conduit à l'inertie ou, pour adoucir l'expression, à l'habitude de l'expectation.

Or l'expectation est une chose dangereuse en matière de fièvres intermittentes. Les phénomènes prennent ici une forme qui oblige le praticien à agir. La fièvre revient et menace la vie du malade ou tout au moins use tous les ressorts et toutes les forces de l'organisme, si le remède approprié ne lui est pas opposé au moment opportun. Ce n'est pas ici le cas de s'en rapporter aux ressources de la nature médicatrice. D'ailleurs cette nature médicatrice, si souvent invoquée lorsque les phénomènes biologiques n'étaient pas parfaitement connus, n'est pas toujours une bonne mère. Trop souvent nous la voyons exercer une influence fâcheuse sur la marche des maladies. C'est elle, disait M. Piorri, dans une discussion académique, qui fait ouvrir les abcès tuberculeux dans la plèvre ; c'est elle qui fait périr les malades en éliminant avec trop d'énergie le virus variolique ou en provoquant une éruption de pustules dans les voies aériennes ; c'est elle enfin qui, pour débarrasser l'économie trop promptement du miasme tellurique ou paludéen, provoque la manifestation d'accès pernicieux. Admettre ontologiquement une nature qui agisse sciemment et avec intelligence pour faire tous les frais de la guérison des maladies, c'est de l'idéologie. Le repos, l'abstinence, les boissons aqueuses, une prudente expectation conviennent surtout dans les maladies aiguës ; elles sont instinctivement dictées à l'esprit du clinicien. Mais l'expectation érigée en système ou prise en trop grande habitude constitue un péril dans le traitement des maladies que nous allons étudier, c'est-à-dire dans les *maladies à quinquina.*

Dans ce genre d'affections, on retrouve des phénomènes tellement complexes que chaque école peut y trouver de quoi se satisfaire. Il y a des altérations du sang pour les humoristes. Il y a le retour peu explicable de la fièvre pour les partisans des maladies *sine materiâ.* Il y a des lésions chroniques des viscères profonds, qui ne se prêtent pas mal aux arguties des mécaniciens; des vertiges cadavériques pour ceux qui ont l'habitude de n'asseoir leur jugement que sur l'anatomie pathologique. Enfin, pour les empiriques il y a l'action spécifique du quinquina et de toutes ses préparations. Vouloir appliquer une théorie exclusive à la recherche des faits pathologiques que présente cette classe de maladies, ce serait s'exposer à ne les voir que d'un côté. C'est avec les ressources de la physiologie moderne qu'il faut en aborder l'étude, et c'est dans cette étude surtout que la physiologie et la pathologie se présentent comme deux sœurs qui ne doivent jamais se séparer ; car, selon l'expression imagée de M. le vicomte de Lapasse, chacune d'elles tient à la main un flambeau qui ne brille que d'une lueur douteuse, mais réunies ces deux lumières jettent une vive clarté sur les profondeurs de la science.

TRAITÉ

DES

FIÈVRES INTERMITTENTES ET RÉMITTENTES

DES PAYS TEMPÉRÉS ET NON MARÉCAGEUX,

ET QUI RECONNAISSENT POUR CAUSE LES ÉMANATIONS DE LA TERRE EN CULTURE.

CHAPITRE PREMIER.

DE L'INTERMITTENCE EN GÉNÉRAL.

Les fièvres intermittentes ou périodiques sont composées de plusieurs accès, qui dépendent d'un seul et même fond de maladie, qui se répètent à différents intervalles et qui laissent entre eux une suspension totale de fièvres qu'on appelle *apyrexie*. Toutefois, l'intermittence ou la périodicité qu'affectent ces accès peut être unie avec des états morbides autres que celui de la fièvre intermittente proprement dite. Il y aurait à faire sur cette matière un chapitre de pathologie générale plutôt qu'une page de monographie spéciale. En effet, toutes les fois que l'organisme éprouve une modification profonde ou une élaboration *totius substantiæ*, le phénomène en question peut se montrer. Je l'ai rencontré chez les scrophuleux, chez les scorbutiques, dans la période ultime du cancer ; il annonce souvent l'invasion prochaine de la phthisie pulmonaire ; Vestherof l'a vu préluder à la variole, et divers observateurs l'ont retrouvé chez les goutteux et chez les rhumatisants.

La discontinuité ou l'intermittence ne s'observe pas seulement dans le phénomène de la fièvre, on la rencontre dans plusieurs autres états morbides : elle est propre aux névralgies, à certains vomissements, à certains flux intestinaux, à certaines hémorragies, etc.....

Il est des névroses qui se reproduisent à des périodes d'un temps plus ou moins éloigné et plus ou moins irrégulier ; telles sont l'épilepsie, la catalepsie, l'hystérie et certaines convulsions. Mais ce ne sont pas de véritables maladies périodiques. Celles-ci apparaissent subitement ; leurs retours réguliers et plus ou moins rapprochés les uns des autres affectent tout d'abord une marche aiguë. Ces maladies peuvent être apyrétiques, comme les névralgies et certaines migraines, ou bien elles s'accompagnent de réaction sympathique, c'est-à-dire de fièvre. Telles sont les fièvres intermittentes qui vont nous servir de type et vers lesquelles nous allons diriger toutes nos recherches. Si la succession des retours suit une marche irrégulière et plus ou moins capricieuse, il n'y a qu'intermittence ; si elle est mesurée par des intervalles égaux, il y a périodicité. Quant à nous, nous confondons l'intermittence et la périodicité, parce que dans l'objet de notre étude elles ont un même principe, une même cause : la périodicité n'est qu'une intermittence réglée.

C'est avec raison que les pathologistes ont attribué une grande importance aux effets de l'intermittence, et qu'ils ont étudié les formes diverses et les types variables avec lesquels elle s'implante dans les maladies. Pressée par la périodité, l'affection la plus légère peut devenir rapidement mortelle. Ce n'est pas que le danger provienne de la périodicité elle-même, mais bien des accidents qu'elle détermine. Il se montre lorsque, à chaque retour, l'influx nerveux retentit profondément dans l'organisme, sape quelque organe essentiel, ou lorsque l'économie est frappée d'une espèce de sidération pernicieuse qui occasionne la mort. Si, au contraire, le retentissement ou la réaction que produit la périodicité est modérée, l'art intervient, et il trouve dans la matière médicale un agent sûr, un antipériodique spécifique qui enraie les accidents. Selon la remarque judicieuse de Casimir Médicus, la périodicité, considérée dans toutes les affections où nous pouvons la rencontrer, est un seul et même phénomène ; mais une distinction utile pour la pratique doit être faite, c'est celle qui est basée sur l'absence ou sur la concomitance de la réaction fébrile, qui seule peut compromettre le salut du malade.

Des praticiens, doués d'un esprit ingénieux et de connaissances physiologiques considérables, ont vainement cherché à expliquer le phénomène de l'intermittence. Le plus souvent ils n'ont fait qu'éloigner la difficulté sans la résoudre, et leurs théories, plus brillantes que concluantes, toujours en désaccord avec les observations de la pratique, n'ont jamais satisfait les esprits sévères et impartiaux.

Willis expliquait l'intermittence par le développement périodique d'une matière fermentescible dans le sang, mais il n'a pas expliqué la périodicité de ce développement. Méad a invoqué l'influence lunaire, et Werlhof, celle des astres et des constellations. M. Bailly a cru faire avancer la science en rapportant le retour régulier de certains actes pathologiques à la position alternativement verticale et horizontale que l'homme prend pendant le jour et pendant la nuit. Comment eût-il expliqué une fièvre intermittente que j'ai vue naguère chez une personne retenue dans son lit depuis plusieurs années par une carie générale du rachis? M. Audouard fait remarquer que le soleil exerce sur le corps humain une action *positive* pendant le jour, et *négative* pendant la nuit, d'où proviendrait, selon lui, la congestion intermittente de la rate, et de celle-ci la périodicité de la fièvre. Nous verrons plus bas qu'il a pris l'effet pour la cause, et que la congestion de la rate ne précède jamais le développement de la maladie périodique. M. Raymond Fauré, considérant que nos organes calorificateurs éprouvent moins de peine à nous faire vivre dans une température inférieure à celle de notre corps qu'à nous faire résister à une chaleur atmosphérique supérieure à celle de nos tissus, a pensé que l'espèce d'excitation générale que déterminent en nous la lumière et la calorification du soleil, devait être considérée comme la cause de la fièvre intermittente. Dans cette théorie, les variations de température sont prises en grande considération. Mais cette puissance attribuée au soleil de produire en nous des *altérations périodiques de la calorification* (1) tombe devant cette observation faite par tous les voyageurs, que la fièvre intermittente est une maladie de tous les climats et de tous les pays. M. Boudin dit que les fièvres à accès remontent en Suède jusqu'au 63e degré de latitude boréale (2), et Joseph Franc les a vues plusieurs fois à Vilna, dans le mois de février, lorsque le thermomètre de Réaumur marquait 20 degrés de froid. Cette conception

(1) *Des fièvres intermittentes et continues*, t. I, p. 25 et suiv.

(2) *Essai de géographie médicale* : brochure en 164 pages. Voyez p. 16.

est erronée, comme celle plus récente du docteur Ad. Armand, qui rejette l'idée d'un miasme spécial comme un mythe, et qui rapporte l'intermittence dans les maladies à l'action alternante du chaud et du froid atmosphérique (1); j'avais trouvé à peu près la même pensée dans une série d'articles sur les fièvres intermittentes dans un journal que rédigeait un médecin italien (2), et je ne supposais pas qu'en France il se trouvât un auteur sérieux qui osât aventurer un tel paradoxe. Comment se fait-il, dit l'un de nos plus élégants écrivains, le docteur Max. Simon, qui réfute M. Armand, comment se fait-il qu'autrefois, et avec les mêmes variations de température, la Normandie, marécageuse sur certains points, supportât le joug des fièvres intermittentes, et qu'aujourd'hui que les marais ont été desséchés, elle soit affranchie de cette servitude? (3)

Broussais ne voyait, dans un accès régulier de fièvre intermittente, que le signal d'une gastro-entérite avec réaction sympathique sur divers autres organes, et principalement sur les exhalants cutanés. Si la fièvre intermittente ne se composait que d'un accès unique, cette explication serait acceptable;

(1) *Algérie médicale.* Paris, 1854; in-8°.

(2) *Annales de thérapeutique et de toxicologie*, par Roquette. 1844, 45, 46.

(3) *Etudes pratiques sur les épidémies du dix-huitième siècle*, p. 280.

mais quant à la reproduction successive des accidents, quelle en est la cause ? Il n'a su l'indiquer, et c'est par là qu'il a laissé sa doctrine en défaut ; aussi c'est de ce côté qu'ont porté les coups les plus meurtriers de ses adversaires.

Enfin, de toutes les théories, celle qui a eu cours dans la science le plus longtemps, est celle de M. Roche. Cet excellent pathologiste avait subordonné l'intermittence à l'action intermittente des causes elles-mêmes. Ainsi la différence notable qui existe au printemps et en automne entre la température du jour et celle de la nuit, occasionne dans le corps une alternative continuelle d'action et de réaction dont il finit par contracter l'habitude, et qui nous est attestée par l'exaltation de la circulation qu'on retrouve vers le soir dans toutes les maladies et même dans l'état de santé. Je ne puis accepter cette théorie, car dans la topographie de mon canton j'ai insisté sur ce fait, que la fièvre intermittente n'était jamais plus fréquente que lorsque les nuits d'été étaient chaudes et lorsque leur température différait peu de celle du jour (1).

L'habitude jouit sans doute d'une grande puissance sur la reproduction de certains actes exécutés chaque jour par nos organes. Les physiologistes ont

(1) *Topographie phys. stat. et méd. du canton de Rabastens (Tarn).* 1850, p. 172.

depuis longtemps reconnu cette tendance de nos tissus à s'impressionner d'une certaine manière à des époques déterminées, et ce serait en vertu de cette tendance que certains accès, que certains paroxysmes se renouvelleraient, bien que la cause eût déjà cessé d'exister. Ces considérations étaient acceptées avec faveur dans la science, et à ce sujet on avait beaucoup parlé des expériences de M. Brachet, de Lyon, qui, pendant sept jours et à minuit, avait pris un bain froid dans la Saône, et qui, après ce terme, ayant cessé son expérience, avait vu avec surprise se manifester, les jours suivants et à la même heure, les phénomènes d'un véritable accès fébrile.

Dans un ouvrage ingénieusement conçu (1), M. Durand (de Lunel) fait un appel pressant à toutes les explications; il cherche à les fusionner les unes dans les autres; il invoque toutes les influences; il leur attribue à chacune une part d'action. Les miasmes des marais, leur impression fâcheuse sur l'économie animale, leur électricité négative contraire à celle du sang de l'homme, l'attraction exercée par notre planète, celle du soleil, celle de la lune, les excitations diurnes en antagonisme avec le repos de la nuit, l'état électro-chimique de

(1) *Traité dogmatique et pratique des fièvres intermittentes*, vol. in-8°. Paris, 1862.

l'air serein opposé à celui de l'air brumeux..... etc..... etc..... Il fait tout intervenir ; il emprunte à toutes les théories ; il dresse un magnifique échafaudage de raisonnements, et construit un vaste système pour expliquer la périodicité ; vains efforts : le phénomène reste inexpliqué, et dans cette immense théorie, le praticien ne trouve rien à apprendre.

Mais revenons au fait que je tiens à mettre en évidence dans ces considérations générales : l'intermittence n'est pas un phénomène particulier aux fièvres d'accès. Est-ce l'habitude seule qui pourra expliquer pourquoi elle survient lorsqu'une sonde agace la muqueuse urétrale, lorsque l'excision d'un bourrelet hémorroïdaire a produit une subirritation de tout le système recto-vésical (1), lorsqu'elle se reproduit avec certaines causes de dysménorrhée (2), etc. ? Tout est vague, tout est incertain dans ces différentes hypothèses. Tout est vague, parce que l'intermittence est un effet nerveux, une modification inconnue de l'innervation, et tout est mystère dans les troubles aussi bien que dans les fonctions les plus régulières du système nerveux. Une émotion morale, un remède inerte pris avec une entière confiance peuvent guérir une fièvre in-

(1) Delpech, *Mémoire des hôp. du Midi*, t. I, p. 327.
(2) *Bulletin de thérap.*, t. XV, p. 142.

termittente. L'opium seconde admirablement l'action antipériodique du quinquina; certaines névralgies apyrétiques et essentielles sont aussi régulièrement périodiques que les accès de fièvre les mieux caractérisés. Tout cela prouve l'origine *névropathique* de l'intermittence, et, dans l'espèce, *névropathique* veut dire inexplicable. Or, en bonne pathologie, il y a plus de loyauté à avouer l'impuissance de la science qu'à hasarder des hypothèses erronées qui ne peuvent s'appuyer ni sur un fait positif ni sur une argumentation inattaquable.

Dans notre opinion, rechercher la cause des retours réglés que le médecin observe dans tant de maladies différentes, c'est rechercher la cause d'une névrose. Ici se dressent toutes les difficultés de l'étiologie des maladies nerveuses, des névralgies, de l'hystérie, de l'épilepsie, etc...... Un chagrin violent peut développer des accidents périodiques : ma pratique m'en a fourni des exemples. Tout ce qui irrite le système nerveux, la dentition chez les jeunes enfants, la présence d'un calcul dans la vessie, etc., fait naître des accès intermittents simples ou pernicieux. Les cachexies de toute espèce, l'anémie, la pyoémie ont le triste privilége du même genre d'accidents. Le sang, dévié de sa composition normale, impressionne fâcheusement l'appareil nerveux de la vie animale, et alors, par un procédé inconnu dans son essence, apparaît une succession d'un temps de calme et d'une période de souffrance. Il est admis que, par un défaut d'excitation, le cœur palpite irrégulièrement chez les chlorotiques ; eh bien, c'est par un excès ou par un manque d'excitation que l'innervation se met en intermittence d'action, lorsque le sang ne se trouve pas dans une parfaite composition physiologique.

De toutes les altérations de ce fluide, celle qui influence mieux que toutes les autres l'innervation, de manière à lui faire produire la périodicité ou l'intermittence, c'est l'altération du sang occasionnée par l'intoxication des miasmes des marais ; aussi dans les pays marécageux la fièvre intermittente domine toute la pathologie.

En France, dans les départements sous-pyrénéens, on rencontre une autre intoxication, moins nocive, il est vrai, que celles que produisent les effluves des étangs ou des marais, mais dont nous démontrerons l'existence. C'est celle qui est produite par les émanations de la terre en culture, et qui a pour résultat, comme la précédente, d'irriter ou de modifier les centres et les cordons nerveux, de manière à provoquer une phénoménisation occulte appelée intermittence ou périodicité.

Cette périodicité, greffée sur toutes nos maladies par une intoxication spéciale du sang, s'accompagne de réactions organiques moins violentes que celles observées dans les pays marécageux. Elle est cependant grave pour les femmes grosses et pour les nouvelles accouchées. Elle cède au quinquina associé à l'opium. La viciation du sang qui l'a produite peut, dans des conditions toutes particulières, se transmettre par la voie de la contagion. Cette altération du fluide nourricier est compatible avec certaines maladies et en repousse certaines autres. Les paroxysmes fébriles peuvent être aggravés par diverses congestions viscérales qui masquent l'apyrexie et donnent à la maladie une forme continue ou rémittente, etc. Ces diverses propositions et plusieurs autres recevront leur développement dans les chapitres qui vont suivre.

CHAPITRE II.

ÉTIOLOGIE.

La fièvre intermittente est généralement regardée comme étant le résultat des émanations marécageuses : « De toutes les influences morbifiques, disent » les auteurs du *Compendium de médecine*, la » moins douteuse est celle exercée par les marais. »

On appelle marais un endroit submergé pendant une partie de l'année, s'humectant et se desséchant alternativement (1). Si telle est, dans le langage hygiénique, l'acception du mot marais, il n'en existe pas dans les trois ou quatre départements qui forment le bassin sous-pyrénéen. C'est à peine si dans les plaines les plus déprimées on trouve quelques mares d'eau, quelques ruisseaux vaseux, mais d'une surface tellement minime, qu'il serait absurde de rapporter un effet quelconque à leur évaporation.

Il faut donc chercher ailleurs que dans les effluves marécageux la cause de nos fièvres intermittentes.

(1) Parent du Chatelet, *Annales d'hyg. publique*, t. XI, p. 308.

Cette cause, on la trouve dans les émanations de la terre en culture. Combien peu de contrées rurales sont-elles complétement exemptes de fièvres périodiques en été et en automne ! et cependant toutes ne présentent pas des amas d'eaux stagnantes, mais toutes livrées à la culture étalent à la surface ou recèlent dans leur sein des matières végétales en décomposition. La couche la plus imprégnée d'engrais et de détritus de toute espèce fournit à l'air libre de la vapeur et des gaz inconnus dans leur essence, qui constituent les effluves dont les effets varient selon la saison et selon les localités. Ces effluves, nous les appellerons MIASMES TELLURIQUES.

M. Gintrac, de Bordeaux, a dit que nous révoquions en doute la puissance morbifique des miasmes paludéens (1), c'est-à-dire de ceux qui se dégagent au-dessus des eaux vaseuses et stagnantes. Nous n'avons jamais écrit une seule ligne qui puisse autoriser ce savant auteur à nous reprocher une telle hérésie médicale. Loin de là, nous admettons que les maladies périodiques les plus terribles sont celles qui sont occasionnées par l'action effluvieuse des marais. Le *miasme tellurique* qui, dans nos contrées cultivées et non impaludées, produit nos fièvres intermittentes, ne doit être considéré que

(1) Voy. *Cours théorique et clinique de pathologie interne*, t. III, p. 571.

comme un diminutif du miasme paludéen. Probablement, même nature ou identité de composition chimique, mais moins de nocivité attestée par des effets moins graves. Notre travail n'est autre chose que le développement de cette proposition.

Pour que les *miasmes telluriques* produisent la fièvre intermittente, trois conditions doivent se trouver réunies :

1° La terre doit être de nature argileuse.

Linnée avait déjà entrevu les rapports de coïncidence des fièvres d'accès avec le caractère argileux du sol. Dans la campagne romaine, connue par ce mauvais air que les Italiens ont appelé indifféremment *aria cattiva ou malaria*, une couche d'argile se trouve superposée à un terrain volcanique tout à fait imperméable (Brochi). La Bresse, la Sologne, la plaine du Forez, rendues célèbres par les beaux travaux de Monfalcon et par l'excellent traité du docteur Nepple, ont un sol argileux. Ce terrain a pour élément principal l'alumine, et M. Bertulus nous dit qu'en Italie il a été observé que les ouvriers employés dans les mines d'alun sont très-sujets aux fièvres intermittentes, même dans les contrées où on ne rencontre pas de marécages (1). Dans les pays calcaires, la culture de la terre ne paraît pas donner lieu à des effluves aussi malfaisantes. Il faut

(1) *Mémoire sur la fièvre inter.* Bordeaux. 1850, p. 25.

que la décomposition des détritus végétaux s'opère dans un bain d'argile, pour que chimiquement les émanations gazeuses qui en résultent, puissent nuire à la santé des hommes. Dans le département de la Charente-Inférieure, les fièvres intermittentes cessent partout où le calcaire remplace accidentellement l'argile, pour reparaître là où l'argile reparaît (1). Au centre de la vallée du Tarn, nous avons lutté contre l'endémie des accès de fièvre et nous ne cultivons que des champs argileux; vers les limites du département, au pied des montagnes qui le circonscrivent, apparaissent à la surface des terrains calcaires ou granitiques, et les observations de mes confrères m'ont appris que dans ces communes on ne rencontre plus cette maladie qu'à l'état sporadique. M. Villermé affirme que les grands remuements de terre pour creuser un canal ou un nouveau lit à une rivière, ne sont meurtriers que lorsqu'ils sont exécutés dans un pays très-argileux (2). Nous venons de voir exécuter dans notre contrée une série de déblais et de remblais considérables, occasionnés par la construction de la voie ferrée de Toulouse à Lexos (réseau central de la compagnie d'Orléans). Fortuitement, le tracé de la ligne n'a atteint que les terrains les moins argileux de notre belle plaine.

(1) Michel Lévi, *Hyg. pub. et privée*, t. I, p. 463.
(2) *Annales d'hyg. pub.*, t. XI, p. 351.

L'année, d'ailleurs, a été exceptionnellement sèche : le manque de pluies avait compromis toutes les récoltes. Aussi, parmi nos terrassiers du chemin de fer, pas un seul n'a été atteint de fièvres intermittentes (1). M. Boudin a constaté par lui-même en Grèce, en Algérie, et en France dans le département des Bouches-du-Rhône, que les localités dans lesquelles il a pu observer la fièvre intermittente se distinguaient toutes par le caractère argileux du sol. Il nous apprend même qu'en Ecosse, on est parvenu à assainir les environs de Pesth, ainsi qu'à y diminuer le nombre et la gravité des fièvres intermittentes, en répandant une couche de chaux et de décombres de vieux édifices sur les champs argileux (2).

2° La terre doit être depuis longtemps livrée à la culture.

Prouvons d'abord que les émanations de la terre cultivée ne sont pas des êtres fantastiques, des entités imaginaires. Elles existent réellement, elles échappent aux recherches des chimistes, mais elles se révèlent par leurs effets sur la santé des hommes. L'arome de certaines fleurs demeure insaisissable à tous les moyens d'analyse et n'en détermine pas

(1) Voir notre Compte-rendu du service médico-chirurgical de la construction du lot de Saint-Géry, du chemin de fer de Toulouse à Lexos. — Toulouse, imp. Chauvin, 1864, p. 12.

(2) *Essai de géographie médicale.* Brochure de 101 pages, p. 38.

moins les effets les plus extraordinaires sur notre système nerveux. Toutefois, bien qu'il soit impossible de déterminer rigoureusement la nature et le principe quintessentiel des gaz vénéneux qui s'élèvent à la surface de la terre exposée à l'évaporation, on peut induire que le carbone, dans des combinaisons encore inconnues, joue le principal rôle pour produire l'agent mystérieux de la périodicité. Les recherches entreprises par MM. Boussingault et Levy ont fait savoir que l'air confiné dans la couche arable renferme vingt-trois fois autant d'acide carbonique que l'air atmosphérique (1). La culture, dit M. le comte de Gasparin, qui met en contact le terreau avec l'oxygène de l'air, restitue à l'atmosphère cette masse de carbone que, dans ses proportions normales, elle ne possède pas en quantité suffisante pour alimenter toutes les végétations que nous voyons à la surface du sol (2).

Lorsque dans une bouteille remplie d'air on chauffe sur un bain de sable des terreaux argileux ou de l'argile pure pénétrée avec de la sciure de bois et légèrement humectée, une bougie allumée, plongée dans cette atmosphère, ne tarde pas à s'éteindre. L'air a disparu et a été remplacé par de l'acide carbonique en volume égal à celui de l'oxy-

(1) Voy. *Acad. des sciences*, compte-rendu, t. XXXV, p. 774.
(2) *Principes de l'agronomie*, 1 vol. in-8°, p. 63.

gène déplacé. Je ne conclurai pas de là que le miasme qui produit l'intermittence morbide n'est autre chose que le gaz acide carbonique plus ou moins pur; je ne constate ici qu'une décomposition chimique qui s'opère dans la terre lorsqu'elle est modérément chauffée et suffisamment humectée. — Voici une autre expérience. Si, dans un ballon de verre, on chauffe des terreaux pris dans un champ argileux et nouvellement défriché, et si à ce ballon on adapte un long tube effilé à son extrémité, on obtiendra à cette extrémité un courant de gaz inflammable, qui ne peut être que du gaz hydrogène carboné. Le jet de gaz ne sera pas constamment inflammable, mais de temps en temps une bougie allumée détermi-nera, à l'extrémité, l'apparition d'une flamme bleue. Ces expériences demandent à être répétées. Il faut surtout en apprécier la véritable signification, et ne pas se laisser entraîner par une induction trop intéressante. L'idée m'en a été suggérée par les considérations ingénieuses du professeur Liébic sur les lois de la fermentation (1). Car c'est en fermentant au sein de la terre, que les détritus organiques se décomposent et répandent dans l'atmosphère des effluves morbides.

La fermentation que ce savant chimiste assimile à une sorte de combustion lente, n'est autre chose

(1) *Lettre sur la chimie*, par Liébic, p. 186.

qu'une série de transformations et de modifications éprouvées par les atomes organiques mis en contact avec l'oxygène de l'air. Celui-ci, dans toute espèce de combustion, se combine avec le carbone du combustible et détermine en quantité des combinaisons gazeuses plus ou moins carbonées; elles sont toutes plus ou moins vénéneuses (1). Tout récemment MM. Claude Bernard et Fauré ont démontré l'excessive nocuité du gaz oxyde de carbone (*Gaz. des hop.*, n° 150, 156).

Lorsqu'on défriche des terres que parait naguère une multitude de végétaux, lorsqu'on facilite l'accès de l'air sur un sol riche en détritus de plantes ligneuses ou herbacées, tous ces débris organiques se

(1) M. le comte de Gasparin admet, pour les terreaux formés de débris de plantes mortes, trois degrés de fermentation.

1er *Degré ou fermentation obscure.* — Les matières albumineuses se modifient et prennent le nom de ferment; si l'oxygénation est modérée, il ne se développe pas une chaleur sensible, et les substances ternaires, le ligneux, la cellulose, la fécule se transforment en dextrine, en glucose et en matières sucrées de plusieurs espèces.

2e *Degré.* — Oxygénation plus abondante. — La masse s'échauffe davantage, et alors commence le dégagement de l'acide carbonique et de l'ammoniaque.

3e *Degré.* — Si le ferment est très-abondant et la température assez élevée avec une oxygénation très-facile, au dégagement de l'acide carbonique et de l'ammoniaque se joint celui de plusieurs autres corps gazeux, tels que l'*hydrogène carboné*, l'hydrogène sulfuré, l'hydrogène phosphoré, etc. (Voy. *Principes de l'agronomie*, p. 82).

décomposent, leurs éléments tendent à se combiner avec l'oxygène, et en peu d'années le sol lui-même n'offre plus aucune trace de ces détritus : ils ont été dévorés par une sorte de combustion lente. Lorsque les forêts de la Germanie furent défrichées, leur sol ne devait être qu'un terreau imprégné de détritus organiques. Peu à peu ces produits de la vie des végétaux ont disparu en venant à la surface se décomposer au contact de l'oxygène de l'air. Cette opération de chimie naturelle se reproduit dans toutes les terres en culture. Elles s'effectuent sur une large échelle dans le défrichement des prairies artificielles et des légumineuses fourragères que les modernes agriculteurs enfouissent comme engrais. L'histoire nous apprend que les Européens, transportés en Amérique ou dans d'autres contrées pour y fonder des colonies agricoles, ont été souvent décimés par des fièvres meurtrières en défrichant des terres boisées et humides. Dans toutes les terres fortement imprégnées de débris de plantes, il se fait une décomposition à la surface, décomposition qui met à nu le carbone des végétaux et absorbe l'oxygène de l'air. De là ces émanations gazeuses ou aériformes, qui se mélangent avec notre atmosphère, que nous absorbons dès lors dans l'acte de la respiration et qui produisent sur notre organisation des effets si incompréhensibles.

Ces décompositions gazeuses des végétaux privés

de la vie, cette combustion lente des détritus organiques mélangés avec la terre ne sauraient se produire sur des surfaces incultes.

Dans les forêts vierges, dans les prairies séculaires, l'eau du ciel glisse sur le gazon, lave la surface du sol et s'épanche rapidement vers les points les plus déclives. Sur les terres cultivées, au contraire, les eaux pluviales sont retenues dans les interstices du sol travaillé et déchiré. Elles y favorisent la fermentation des matières organiques. Nous croyons que la fièvre intermittente n'a jamais été observée dans l'intérieur des pays dépourvus de marais avant leur mise en culture.

L'antique Latium, avec ses cinquante-trois peuples qui résistèrent si longtemps aux armes des soldats romains, l'*agro Romano* qu'embellissaient les villas de Lucullus et d'Appius, n'est plus aujourd'hui qu'un pays dépeuplé par les fièvres pernicieuses, infecté d'une *malaria* tout à fait incompatible avec l'existence d'aucune population. Dans cette contrée jadis si peuplée, on ne trouve aujourd'hui que quelques aubergistes et quelques tribus nomades. Plus de villages, plus de champs; une tour démantelée, un aqueduc rompu, voilà tout ce qui reste de cette terre de Saturne, de cette aïeule des nations. Comment expliquer cette singulière anomalie, qui nous montre un grand nombre de ruines et les traces d'une population nombreuse, aux lieux qui sont maintenant les plus déserts et les plus exposés à la maligne influence de l'air infecté? Ce n'est pas, comme le prétend M. Dureau de la Malle, parce que les anciens peuples étaient accoutumés avec certaines précautions hygiéniques et connaissaient certains remèdes consacrés par l'expérience (1). Cette explication est insuffisante : quelque précaution que l'on prenne dans un pays profondément infecté, l'homme y respire un mauvais air, il ne peut en respirer d'autre, et tôt ou tard, à un degré plus ou moins prononcé, il en ressentira l'influence toxique. La *malaria* s'est développée dans la campagne de Rome, à mesure que l'agriculture y a fait des progrès. Les fièvres ont envahi ce malheureux pays avec d'autant plus d'intensité, que l'*agro Romano* constitue une plaine ondulée, formée par de petites éminences et par des bas-fonds occupés par des bassins d'eau stagnante sans déversoir possible. Toujours est-il que, si les fièvres pernicieuses, qui désolent aujourd'hui ces contrées, eussent existé dans les temps les plus reculés, les premiers hommes qui se seraient établis sur la péninsule italienne eussent été décimés et Rome ne fût jamais devenue la maîtresse du monde.

Les premiers colons grecs qui s'installèrent dans le Latium ne le trouvèrent pas cultivé. Des gazons

(1) Voy. *Economie polit. des Romains*, par Dureau de la Malle, t. I, p. 30.

séculaires, des arbres de haute futaie couvraient la surface du sol. Varron dit que, dès l'origine du monde latin, ce pays ne devait être qu'une immense forêt. Ces routes en bois, *pontes longi*, que l'on retrouve encore aux environs de Rome, témoignent de l'abondance de la végétation ligneuse dans ces anciennes contrées. Les colons grecs furent donc forcés, en s'établissant, d'abattre les grands arbres pour cultiver les versants des monticules, et dès lors deux effets durent se produire : les marais ne furent plus abrités par l'ombre des hautes futaies et leur évaporation dut être d'autant plus abondante; le sol imprégné de substances végétales fut remué, la croûte en fut retournée et exposée à l'action des rayons solaires; ce qui dut produire une fermentation ou une combustion lente de tous les débris organiques, et cet effet fut appréciable avec les premiers progrès de l'agriculture. Le mauvais air se fit sentir dès le commencement de la prospérité romaine. Selon le récit de Tite-Live, Rome était déjà très-malsaine vers le quatrième siècle de son existence. Les pestes, c'est-à-dire les années de grandes mortalités, commençaient alors à être excessivement rapprochées les unes des autres. A cette époque, les Romains rendaient un culte particulier à la déesse Fièvre. Plus tard, Galien nous a appris (1)

(1) *Commentaire* 2, liv. Ier.

que la fièvre double tierce était endémique dans la ville des Césars, et après la chute du paganisme, des autels s'élevèrent encore sous l'invocation de *Notre-Dame de la Fièvre.*

M. Foissac, qui lui aussi a médité sur ces grands événements historiques, pense qu'anciennement, l'homme, par certains travaux d'assainissement, s'était rendu maître de l'infection générale du pays; mais ses efforts n'ayant pas été soutenus, les mêmes désastres ont dû se reproduire. Par analogie, il faut remarquer que, d'après un mémoire de M. Becquerel sur l'amélioration de la Sologne, l'état de misère et d'impaludation de cette malheureuse contrée ne paraît pas toujours avoir existé, au même degré du moins. On trouve dans certaines communes des traces d'assainissement et des constructions attestant qu'une population nombreuse s'y livrait autrefois à une agriculture bien entendue. — Mais l'homme n'est le maître de la nature qu'à la condition de maintenir sa conquête par une lutte incessante. Comment une population vigoureuse a-t-elle pu exister jadis dans le pays Pontin ? M. Foissac s'adresse cette question et dit qu'on ne retrouve aucun monument bâti ou écrit qui puisse la faire résoudre. L'on sait cependant que de bonne heure les Romains étaient parvenus à diminuer l'intensité du fléau. Dans ce but, la voie Appienne avait été commencée en l'an de Rome 442, et après les dessèchements ordonnés par César et par Auguste, la contrée parut avoir été un peu assainie, comme semble l'indiquer un passage de l'Art poétique d'Horace. Mais tous ces travaux furent minés et détruits par le temps, ce grand ennemi des monuments de l'homme. Néron et Trajan se livrèrent à de vastes entreprises qui n'eurent pas une grande efficacité. Mais il existe encore à Terracine une inscription de laquelle on pourrait conclure que Théodoric avait réussi à faire disparaître les marais. Toutefois, ces améliorations ne durent être qu'éphémères, et depuis l'on a vu les plus grands pontifes, Léon X, Sixte V et Pie VI, prodiguer leurs trésors pour tarir cette source incessante de calamités pour les Etats de l'Eglise. L'industrie et le travail des sociétés humaines ne sauraient en effet changer les dispositions ingrates d'une contrée; ils ne peuvent que lutter avec succès et opposer des moyens temporaires contre les causes d'insalubrité, et rendre féconde une terre jusqu'alors stérile (1).

3° La terre doit alternativement être sèche et humide.

Si la terre est depuis longtemps sèche ou depuis longtemps mouillée, la fermentation des matières végétales n'a pas lieu. Avec une siccité excessive et permanente, les sels terreux sont conservés indéfi-

(1) Foissac, *De la météorologie*, in-8°. Paris, 1854, t. II, p. 401.

niment, et les débris des végétaux privés de vie passeront à une sorte de momification plutôt qu'à la putréfaction. Il faut de l'eau à la terre, pour que, dans la décomposition des plantes, se retrouvent les éléments gazeux qui s'élèvent à la surface des pays cultivés. Parent du Chatelet, qui a tant médité sur l'hygiène publique, était arrivé à penser que, dans les contrées marécageuses, ce ne sont pas les effluves des eaux stagnantes ni celles de la vase qui produisent leur insalubrité, mais bien celles qui s'élèvent à certaines époques à la surface des terrains voisins. « Lorsqu'un étang s'abaisse, dit-il, ce n'est » pas lui qu'il faut redouter, c'est le terrain qui » l'environne qui devient dangereux *par la dessic-* » *cation* qu'il éprouve à une distance souvent très- » grande » (1). C'est en effet pendant leur dessiccation que les terres fermentent. La dessiccation finie, le travail putride cesse. Pendant les longues sécheresses d'été, les pluies d'orage viennent souvent lui donner un nouveau coup de fouet. Alors la glaise s'amollit, et le sol, qui auparavant était inodore, exhale une odeur *sui generis*. Dans les campagnes *endémisées* par la fièvre intermittente, on constatera qu'il faut une certaine durée de temps sec après la saison des pluies avant que la maladie commence à se propager, comme aussi elle perd de son inten-

(1) Voy. *Annales d'hyg. pub. et de méd. légale*, t. XI, p. 319.

sité, si la sécheresse se prolonge trop longtemps. Tous les ans l'endémie cesse avec les grandes humidités de l'hiver, parce que la fermentation n'est peut-être plus la même, et parce que l'évaporation se trouvant alors considérablement amoindrie, les produits gazeux sont absorbés par le sol et ne s'élèvent pas dans l'atmosphère.

Ces trois conditions nécessaires pour la formation des miasmes telluriques, *terre argileuse*, *sol cultivé*, *alternative de sec et d'humide*, se retrouvent parfaitement dans les contrées du bassin sous-pyrénéen.

Une vaste formation de terrain tertiaire s'étend depuis les Pyrénées jusqu'à la montagne Noire. Ce n'est partout que de l'argile combinée dans des proportions plus ou moins considérables avec les roches tendres qui entrent dans la composition géognosique de notre pays. Les coteaux sont formés par des bancs d'argile à peu près pure, véritable terre à potier, rouge et visqueuse. Le calcaire ne s'y trouve mélangé que dans les endroits les plus fertiles. Dans les vallées, ce sont des terres siliceuses, des dépôts insolubles, tels que des galets roulés, qui reposent sur un sous-sol argilo-marneux. Au point de vue de l'étiologie des fièvres intermittentes, il faut faire observer que ce sous-sol est totalement imperméable, et qu'entre lui et le gravier qui lui est superposé s'épanche une nappe d'eau excessivement abondante dans certaines localités.

Le sous-sol ou la marne sous-jacente se trouve sur certains points vicieusement incliné par rapport à la berge de la rivière la plus voisine. Les variations de son niveau sont excessives, et l'administration devrait les faire étudier avec soin dans certaines vallées, où des travaux sont à faire en vue de la santé des hommes et pour l'amélioration de l'agriculture. — La nappe d'eau retenue au-dessus entretient pendant les longues sécheresses d'été une richesse d'humidité et d'évaporation inépuisables. La couche arable placée au-dessus est toujours plus ou moins mélangée d'alluvions argileuses jetées sur les sables ou sur les galets. Elle s'humecte et s'échauffe rapidement, selon les variations de la saison. En hiver elle s'imbibe d'eau, et quand viennent les chaleurs de l'été, elle se dessèche à la surface, sans que l'évaporation puisse jamais cesser, à raison de la nappe d'eau qui la baigne au-dessous.

Ici le jeu des vents est facile et les émanations du sol sont rapidement jetées d'un département sur un autre; mais dans ce vaste rayon de pays, on ne rencontre ni étangs, ni marais, et l'atmosphère ne peut donc tenir en suspension que les effluves formées par la terre elle-même. Les vallées sont larges, spacieuses et presque toutes ouvertes dans la direction des vents qui règnent le plus fréquemment dans notre province. Les coteaux sont médiocrement élevés et excessivement entrecoupés. Des cours d'eau non navigables prennent leurs eaux et les emportent rapidement vers les grandes rivières ou vers le fleuve principal dont les bords présentent des arbres de haute végétation qui assainissent la contrée et embellissent le paysage.

L'agriculture dut s'emparer de bonne heure d'un si beau pays. Lorsque Jules César pénétra dans les Gaules, il trouva les environs de Toulouse déboisés et livrés à la culture du blé : *Qui non longè à Tolosatium finibus..... locis patentibus maximèque frumentariis* (1). Salvien, cité par M. Fauriel, dit, en parlant de l'Aquitaine et de la Novempopulanie : « Cette contrée est tellement entrecoupée de vignobles, fleurie de prés, parsemée de champs cultivés, chevelue de moissons, que ses possesseurs semblent avoir obtenu en partage une image du paradis, plutôt qu'une portion de la Gaule » (2). Sous les deux premières races des rois de France, ce même pays, livré à de trop fréquentes invasions, eût été ruiné pour toujours, si la fécondité du sol, par l'abondance de ses récoltes, n'eût suffi à effacer les traces de l'incendie, de la dévastation et des massacres. Aussi on n'est pas étonné de voir plus

(1) *Commentaire*, livre Ier, verset 10. Traduction Panckoucke.

(2) Fauriel, *Histoire de la Gaule méridionale*, tome I, page 395.

tard M. de Basville, intendant de la province du Languedoc, s'extasier sur la fertilité des vallées de la Garonne et de ses affluents (1).

Quant aux alternatives de sec et d'humide, elles ne font pas défaut dans un climat aussi variable que celui du sud-ouest de la France : un désordre absolu dans la marche des saisons, un temps trop chaud ou trop froid, trop humide ou trop sec sont le caractère original et permanent du climat de ce pays. Deux espèces de vents se disputent notre atmosphère et sont la cause de cette irrégularité. Les uns soufflent du sud et les autres du nord. Les premiers rendent l'air chaud et humide, et pendant les stations des seconds nous avons du froid et du sec. Nous comptons annuellement cent cinquante jours pluvieux ; mais cette pluie est mal distribuée et pour nos récoltes et pour la santé des hommes. D'un mois à l'autre, l'eau qui tombe du ciel peut varier depuis 0 mètre jusqu'à 160 millimètres. Les pluies sont fréquentes en hiver, elles se prolongent par intermittence avec une température froide jusqu'à la fin du printemps (2). Cette saison n'existe pas pour nous et nous passons sans transitions à l'été, carac-

(1) De Basville, *Mémoire pour servir à l'hist. du Languedoc*, 1 vol. in-12, p. 39, 243 et 256.

(2) Pour plus de détails, voir notre *Topographie du canton de Rabastens*, p. 44.

térisé par une sécheresse de plusieurs mois, avec une chaleur qui favorise l'évaporation de l'humidité de la terre, et c'est alors que se propage l'endémie des fièvres intermittentes.

En effet, la décomposition chimique des matières végétales ne s'effectue complètement dans les terres remuées et exposées au contact de l'air que sous la condition d'un certain degré d'humidité et de chaleur. Cette décomposition se fait au fur et à mesure de l'évaporation, et les miasmes ont pour véhicule obligé la vapeur d'eau qui s'élève à la surface de la terre et s'épanche dans l'atmosphère. Tant que durent les brouillards et les pluies d'hiver, l'air est saturé d'humidité et les fièvres intermittentes ne se montrent que très-rarement, parce qu'alors il ne peut y avoir évaporation; mais lorsque la saison des pluies est passée, l'air devient plus sec et la terre rend à l'atmosphère l'humidité qu'elle en avait reçue. Dès le mois de mai commence à la surface du sol cette grande évaporation qui absorbe et emporte avec elle les diverses productions gazeuses produites par la fermentation de l'humus végétal et qui constituent les émanations morbifiques des pays argileux. Tout ce qui peut augmenter momentanément cette évaporation peut aussi accroître la quantité et l'énergie délétère des miasmes. C'est ainsi qu'en été, lorsque les terres sont très-sèches, s'il survient une pluie d'orage, on remarque une augmentation considérable dans le nombre des malades. Au rapport des voyageurs, pendant plusieurs mois de l'année, le climat du Sénégal ne le cède à aucun autre pour la salubrité, mais aussitôt que les pluies arrivent, les Européens y sont foudroyés par les fièvres intermittentes pernicieuses (1). Rien n'est donc plus funeste que la pluie survenant après une longue sécheresse.

La chaleur qui hâte toutes les décompositions putrides, ajoute beaucoup à l'énergie des émanations telluriques. La science n'a pas encore indiqué le degré de chaleur nécessaire à la production des miasmes morbifiques. Il est permis de penser qu'une certaine température moyenne et peut-être une certaine différence d'état hygrométrique entre l'air et le sol sont indispensables pour qu'il y ait évaporation et fermentation à la surface des terres cultivées. Il semble qu'avec une température peu élevée, les miasmes perdent de leur puissance. Il est rare que, dans nos contrées, les médecins de campagne aient à enregistrer de nouveaux cas de maladies périodiques, lorsque le thermomètre se tient au-dessous de 10 à 12—°. — En 1846, après un été des plus chauds, la sécheresse et le règne des fièvres intermittentes s'étaient soutenus jusqu'au 15 oc-

(1) Voy. Alibert, *Traité des fièvres intermittentes pernicieuses*, p. 247.

tobre, Dans cette première quinzaine du mois, le thermomètre avait oscillé entre 11 et 15°. Tout à coup la température s'abaissa, nous eûmes quelques jours de pluie abondante coïncidant, dans une autre province, avec les débordements de la Loire, mais ce dérangement de temps ne fut que momentané. Presque aussitôt les nuages se dissipèrent, le ciel devint clair; l'évaporation dut alors s'effectuer abondamment à la surface du sol; toutefois le thermomètre ne put remonter au-dessus de 10°, et les fièvres intermittentes cessèrent tout à coup; elles furent brusquement remplacées par une épidémie d'érysipèles et par quelques fièvres typhoïdes. Il est évident qu'en cette occasion l'endémie tellurique a été arrêtée par l'abaissement de la température. — Pendant deux années de suite, en 1846 et en 1847, le mois de février a été exempt de pluie, de brouillard et de gelée. Après une station du vent du nord, le beau temps fut continué par une alternance du vent du sud et du sud-est; le thermomètre se maintint entre 6 et 12°. Les terres étaient sèches, et cependant les fièvres intermittentes ne se montrèrent pas. Peut-être alors l'air était-il encore trop chargé de vapeurs aqueuses, pour que l'humidité du sol pût s'élever et disséminer les miasmes.

Voilà des faits à la recherche desquels ne se sont pas appliqués les étiologistes modernes; cependant ils ont leur signification. Déterminer rigoureusement les conditions thermométriques et hygrométriques des pays exempts de marais et qui n'en sont pas moins ravagés par des affections périodiques, serait un sujet digne des prix que proposent les sociétés savantes. L'on sait d'une manière générale que la chaleur atmosphérique favorise le développement de ces maladies, et cependant la température peut s'abaisser de quelques degrés au plus fort de la canicule et coïncider précisément avec une recrudescence générale des fièvres intermittentes. En août 1845, quoique l'été fût très-chaud, les fièvres intermittentes n'avaient pas encore atteint un grand nombre de personnes, ni dans les vallées ni sur les coteaux. La température s'abaissa subitement, des orages violents fondirent sur les départements voisins et refroidirent l'atmosphère au point de nous forcer à reprendre momentanément les habits d'hiver. La température moyenne de tout ce mois ne dépassa pas 20—° (elle est ordinairement de 24—°). Les terres étaient sèches, les agriculteurs invoquaient la pluie. Dans ces circonstances, les accès intermittents se multiplièrent rapidement dans toute la contrée. En peu de jours toutes les habitations de la campagne furent visitées par les fièvres tierces ou quotidiennes.

Combien de recherches restent à faire dans ce nouveau champ d'observations! Tout doit être pris en considération, et la saison régnante, et les saisons antérieures. Il faut tenir compte de la nature, de l'inclinaison et de l'exposition du sol. Sur les coteaux largement ouverts et exposés au nord, l'influence des émanations qui s'élèvent au-dessus des terres argileuses est moins désastreuse que dans les bas-fonds bien abrités. On conçoit dès lors que le jeu des vents à travers les accidents d'un pays exerce une influence réelle sur la manifestation des maladies endémiques.

L'air atmosphérique, lorsqu'il est mélangé avec des principes carboniques, est plus lourd que l'air parfaitement oxygène; aussi les miasmes telluriques séjournent-ils plus longtemps dans les couches les plus basses de l'atmosphère. C'est ainsi que dans les grandes vallées, les effluves exercent une action plus noscive que sur le sommet des coteaux. Ces vastes plaines sont plus basses par rapport au reste du pays et très-humides en certains endroits. Les eaux y sont mal aménagées. On y remarque des dépressions sans écoulement possible. La couche arable y est tenue en état permanent d'humidité et d'évaporation, à cause de la nappe d'eau qui s'épanche au-dessous sur la marne imperméable, et l'endémie y commence plus tôt et y finit plus tard.

Dans certaines localités, la disposition topographique de la contrée contribue à rendre les chaleurs d'été plus accablantes que dans certaines autres. Les nuits d'été sont excessivement chaudes dans les vallées abritées du côté du nord et très-ouvertes au contraire du côté du midi. Plus ce phénomène se produit, plus sont fréquents les accès de fièvre. Pour les années où ils ont sévi avec la plus grande intensité, j'ai constaté dans mon canton que, pendant les mois de juillet et d'août, la température moyenne a été la même à dix heures du soir et à dix heures du matin (21 —°+°). En 1847, on a pu voir la colonne mercurielle se soutenir entre 28 et 30+°, depuis minuit jusqu'au lever du soleil et jamais les fièvres intermittentes n'ont été plus fréquentes (1). Il ne faut donc pas, comme l'ont écrit quelques pathologistes, rapporter la manifestation de cette maladie à la différence qui peut exister entre la température du jour et celle de la nuit.

Pour résumer enfin les conditions météorologiques des pays sous-pyrénéens, il faut noter, d'après les relevés fournis par l'observatoire de Toulouse, que la moyenne du thermomètre pour toute l'année est de 16+°, que la colonne mercurielle oscille, année commune, depuis 8 ou 9—° en hiver, jusqu'à 37 et 38+° en été, que le baromètre joue entre 27 ou 28 pouces et que l'hygromètre de Saussure marque habituellement de 60 à 70—°. Du reste, il ne faut pas donner à ces recherches instrumentales plus d'importance qu'elles n'en méritent. Qui pourrait

(1) Voy. notre *Topographie du canton de Rabastens*, p. 48 et 172.

nier qu'Hippocrate n'ait été le plus grand étiologiste dont s'honore la médecine, quoiqu'il n'ait fait, selon toute apparence, que de ces observations pour lesquelles les sens attentifs suffisent sans le secours des instruments? Fort heureusement pour nous, la santé ne réside pas dans un point mathématique duquel la moindre secousse peut nous expulser. Malgré les menaces de quelques numéristes outrés, elle se soutient dans un espace assez grand. Aussi le père de la médecine, qui savait que les maladies et leurs causes ne sont pas assujetties aux calculs et aux divisions des astronomes, n'avait pas admis la distinction ordinaire des saisons. En philosophe éclairé et en médecin profond, il sut voir que les solstices et les équinoxes ne peuvent servir de point de départ à cette division. En effet, la chaleur de l'été s'est manifestée longtemps avant le 21 juin, de même que le froid a commencé avant le 21 décembre, temps où d'ordinaire il se fait sentir. Pour déterminer ces époques d'une manière mieux appropriée au besoin de la médecine, il faut observer le genre des maladies propres à chaque saison, leur mode de développement, leur nature et leur marche. Sous ce rapport, on reconnaîtra, dans les pays cultivés et placés au centre des Pyrénées et de la montagne Noire, qu'il n'existe à proprement parler que deux saisons. En hiver, la matière miasmatique ne se dégageant pas de la terre, et sa puissance noscive étant engourdie sous le sol, on voit survenir peu d'affections périodiques; les conjestions sanguines et les maladies inflammatoires prédominent. En été, les maladies prennent un caractère bilieux et ont presque toutes la périodicité pour élément distinctif. Les maladies hivernales se montrent depuis la fin de novembre jusqu'aux premiers jours de mai; alors la température commence à s'élever, les miasmes telluriques à se dégager, et les maladies estivales se propagent rapidement dans la campagne et se maintiennent avec un caractère d'endémicité jusqu'à la fin de l'automne. Mais comme la chaleur des nuits et les longues périodes sans pluie favorisent excessivement la fermentation de l'humus végétal et le dégagement des effluves fébrifères, c'est en juillet et en août que les fièvres intermittentes font invasion sur un plus grand nombre de personnes. Sur 1,300 invasions portées sur mes relevés mensuels, 482 se trouvent dans ces deux mois.

La marche des saisons et les conditions météorologiques qui les caractérisent, varient d'une année à l'autre et apportent ainsi des changements dans l'intensité et la physionomie de la maladie endémique. Sous ce rapport on peut dire que les années se suivent et ne se ressemblent pas. Avant l'apparition des maladies des végétaux, c'est-à-dire, pour notre contrée avant 1850, avant la maladie des pommes de terre et l'oïdium de la vigne, on ne connaissait dans les campagnes des pays sous-pyrénéens que les fièvres périodiques. La fièvre intermittente y régnait en souveraine et semblait en avoir chassé toutes les autres affections. Nous n'avions à soigner que des maladies à quinquina. Mais avec les fléaux qui ont fait le désespoir des cultivateurs et qui ont ravagé la vigne et certains autres végétaux ont commencé à se montrer les diverses formes de la fièvre typhoïde; d'abord la forme ataxo-adynamique, et plus tard la forme dite muqueuse souvent précédée par la suette miliaire. Alors on a pu vérifier combien Sydenham avait eu raison de dire : « La maladie qui règne » avec le plus de fureur vers l'équinoxe d'automne, » et qui fait alors le plus de ravages, donne son » nom à la constitution médicale de toute l'année. » En effet, on s'apercevra facilement que la maladie » épidémique qui aura dominé ainsi sur les autres » en automne, dominera aussi sur celles de toute » l'année, lesquelles s'accommoderont à son carac» tère autant que leur nature le permet » (1).

Lorsque en automne les habitants des campagnes empoisonnées par le miasme tellurique étaient presque tous atteints par la fièvre intermittente, durant toute l'année la périodicité dominait tous les états pathologiques du pays, et pendant plusieurs

(1) Voy. *Médecine pratique de Sydenham*, traduct. de Jault, t. I, p. 9.

mois nous ne rencontrions que des maladies à quinquina. Lorsque la fièvre typhoïde eut chassé nos maladies endémotelluriques, lorsque pendant quelques années nous l'avons vue devenir épidémique en automne, toutes les affections morbides parurent présenter quelques traits de la fièvre muqueuse, et l'on vit dominer ce que l'on appelle *la gastricité.* Quel changement s'était opéré dans l'air de nos contrées, pour que la fièvre muqueuse ait semblé pendant quelques années prendre le dessus à la maladie endémique du pays? Rien n'est mystérieux comme les causes qui produisent les épidémies; rien n'est complexe comme le milieu dans lequel nous vivons. Il y a toujours quelque chose d'insaisissable dans la composition de l'air que nous respirons. Si la diminution de la fièvre intermittente et l'apparition de la suette et de la fièvre muqueuse ont coïncidé avec l'invasion des maladies des végétaux, ce phénomène serait-il dû à un excès ou à un défaut d'électricité atmosphérique ou d'ozone, c'est-à-dire d'oxygène électrisé? M. Burdel qui a pu, à l'aide de papiers ozonométriques, calculer les variations de l'électricité atmosphérique en Sologne, croit pouvoir expliquer par ce genre de perturbations l'insalubrité et l'endémicité de cette malheureuse contrée (1).

(1) Voy. *Recherches sur les fièvres paludéennes*, par Burdel. Paris, 1858, p. 8 et 9.

M. Foissac, dans son remarquable ouvrage sur la météorologie, signale que, avec M. Turley, quelques médecins font consister dans le plus ou le moins d'électricité de l'air le degré de vitalité des végétaux et des animaux, n'hésitant pas à attribuer à une diminution d'électricité la maladie des pommes de terre et l'oïdium de la vigne. Quoi qu'il en soit, les maladies des végétaux tendent à disparaître, l'oïdium seul persiste, et la fièvre intermittente tend à reprendre le pas sur la suette et la fièvre muqueuse. Toutefois, les maladies périodiques n'ont pas repris encore l'extrême degré d'intensité auquel elles étaient parvenues dans les années qui avaient précédé l'apparition des maladies des végétaux. Mais dans la saison propre au dégagement du miasme tellurique on a vu se reproduire dans ces dernières années les maladies à quinquina à forme intermittente, rémittente ou pseudo-continue.

Aussi nous conservons comme parfaitement établi pour tous les observateurs que l'apparition des maladies périodiques dans les campagnes des pays non marécageux, coïncide tous les ans avec le dégagement des produits putrides qui se forment au sein de l'humus végétal et qui, sous l'influence des premières chaleurs, s'élèvent suspendus dans la vapeur d'eau. Si des résultats pathologiques parfaitement avérés ont mis hors de doute la réalité des miasmes marécageux, l'action délétère des miasmes telluriques n'en est pas moins démontrée par l'invasion d'une endémie, qui commence et qui finit avec la saison de leur dégagement. Ils s'insinuent dans notre organisation par les voies respiratoires, à la façon des émanations de l'huile essentielle de térébenthine, et de celles de certains végétaux, tels que les rhus-toxicodendron, etc..... Leur action est celle d'un poison. On doit voir en eux un gaz vénéneux qui pénètre dans nos poumons, et qui y vient, au moment de l'hématose, vicier le sang et modifier sa composition chimique, comme le font les molécules de plomb chez les ouvriers employés à la fabrication du blanc de céruse et à celle du mercure chez toutes les personnes qui vivent dans les ateliers où l'on emploie ce métal.

Causes occasionnelles. — Un agent spécifique, un poison qui s'insinue dans le fluide nourricier de l'homme pour en altérer la composition, constitue la cause efficiente, la condition *sine quâ non* de la fièvre intermittente. Toutes les autres causes énumérées dans certains livres ne peuvent être que des causes occasionnelles. Elles ne produisent une affection périodique que parce que le germe circulait dans l'organisme et n'attendait qu'une perturbation quelconque pour se manifester. Les écarts de régime, les émotions vives de l'âme n'agissent pas autrement. Il y a quelques années, et dans une commune rurale des plus exposées aux fièvres d'accès, un paysan est éveillé en sursaut par l'incendie de sa propre maison que les flammes dévorent en moins de quelques heures. Le lendemain commence pour lui une fièvre tierce des plus opiniâtres. Même accident pour son fils qui quelques jours avant était entré dans un verger et s'y était donné une indigestion de prunes mal mûres. Le père et l'enfant avaient, pendant toute la saison, respiré le miasme vénéneux qui s'élève, en été, au-dessus des terres cultivées. Leur sang en était déjà vicié et la périodicité était en eux toute prête à se montrer au plus petit dérangement de leur santé.

J'ai souvent vu les opérations chirurgicales les plus simples devenir le motif occasionnel de la périodicité. Je l'ai vue survenir chez les fracturés et chez des hommes qui n'étaient arrêtés que par une simple entorse. Elle s'est montrée tout récemment chez une de mes malades convalescente après une opération de hernie étranglée. C'est que, comme l'a indiqué Dupuytren (1), la fièvre traumatique a pour effet d'accroître les dispositions maladives que l'organisme peut receler et de faire éclater des maladies qui, sans elle, ne se seraient pas montrées.

Les habitants de la campagne rapportent presque

(1) *Leçons orales*, p. 338.

toutes leurs maladies à un refroidissement, à un passage subit du chaud au froid. Cette impression, toujours mauvaise pour le corps de l'homme, peut bien être la cause de la maladie, mais elle ne saurait être celle de l'endémie. Les variations de température ne suscitent la fièvre intermittente que lorsque le levain en existait déjà. Tout le monde sait que, chez les individus soumis depuis longtemps à l'absorption du mercure, certains accidents, la salivation par exemple, sont déterminés par l'impression du froid et de l'humidité. « Ce n'est pas, dit » M. Littré, ni pour avoir eu chaud, ni pour avoir » eu froid, ni pour avoir suivi un mauvais régime, » que le malade a contracté la fièvre, c'est pour » avoir vécu dans un pays exposé aux miasmes fé» brifères. » Tant que sous l'influence d'une température modérée la transpiration, sorte de travail épuratoire, peut s'accomplir librement à travers l'enveloppe cutanée, l'équilibre appelé santé se maintient; mais cette élimination qui s'opère par la peau vient-elle à être supprimée ou seulement diminuée, la maladie miasmatique se déclare. Telle est la théorie développée par M. Boudin (1); elle nous paraît rationnelle et physiologique : elle explique ce qu'on observe chez les ouvriers qui manipulent certains métaux. Ainsi on voit se manifester la colique

(1) Voy. *Traité des fièvres intermittentes*, p. 53.

de plomb chez les cérusiers de Clichy ; et dans le département du Tarn, la colique de cuivre chez les chaudronniers de Durfort (1), après des causes occasionnelles tout à fait légères et les plus variables.

Contagion. — La fièvre intermittente peut encore se propager par la voie de la contagion. — Cette assertion ne manquera pas de paraître paradoxale. Mon esprit s'est longtemps refusé à admettre une semblable doctrine. Je craignais d'incliner vers une des plus graves erreurs de l'hygiène publique. J'étais par instinct et par éducation anti contagionniste. Je suis encore peu porté à prendre des précautions préventives pour moi et pour les autres, lorsque je me trouve en face d'une maladie réputée contagieuse, et ce n'a été que parce que les faits se sont succédés sous mes yeux que j'ai fini par en être frappé, par changer d'opinion et par admettre le caractère contagieux de la fièvre intermittente. Sans doute, il est extrêmement difficile de constater les traces de la contagion pour une maladie endémique revenant tous les ans à époque fixe et envahissant toute une population ; mais si une circonstance se reproduit souvent et est toujours suivie du développement de la maladie, elle finira par fixer l'attention du méde-

(1) Voy. *Topographie médicale du canton de Rabastens.*

cin tant soit peu observateur, et celui-ci ne tardera pas à soupçonner une influence contagieuse.

Le praticien qui ne voit des malades que dans une petite circonscription saisit au passage toutes ces épidémies en miniature qui sévissent tous les ans sur les fermes, les hameaux et les bourgs ; il découvre facilement le point de départ : il peut indiquer le premier malade atteint et noter les circonstances qui ont paru se prêter à la propagation et au progrès de la maladie. Au milieu des endémies les plus générales, il est pour le médecin des communes rurales des faits qui parlent d'eux-mêmes. Le dernier stade des accès de fièvre s'accompagne toujours, comme nous le dirons plus bas, d'une sueur plus ou moins abondante, quelquefois fétide et regardée avec juste raison comme éminemment épuratoire. Toutes les fois qu'un individu se trouve couché dans un même lit avec un fébricitant, au moment de cette sueur critique, il est très-probable qu'il contractera la maladie.

1er Fait. — Mme V..... avait passé l'automne à la campagne pour y surveiller ses propriétés ; elle y avait contracté les accès de fièvre ; deux fois le sulfate de quinine l'en avait débarrassée. En novembre, elle rentre à la ville, et quinze jours après elle est inopinément reprise dans la nuit par une récidive de sa fièvre intermittente ; bientôt elle ruisselle de sueur : son mari était couché à côté d'elle, et trois jours après il fut saisi par un frisson qui n'était que le premier accès d'une fièvre tierce.

2me Fait. — Pendant l'automne de 1847, fécond en fièvres quartes, la femme Ourmière était minée par une fièvre périodique ; elle était devenue pâle et bouffie, lorsque revint auprès d'elle son mari, vieillard de soixante-huit ans, qui venait de passer trois mois à l'hôpital pour y être traité d'une bronchite avec emphysème pulmonaire. Ces pauvres gens n'avaient qu'un lit et couchaient ensemble. Ils reprennent leur vie habituelle, c'est-à-dire le maraudage et la mendicité ; mais après quelques jours la femme Ourmière est reprise par la fièvre qui affecte le type quarte. Le vieux époux est contaminé par la sueur fétide et abondante de la vieille épouse et il est à son tour, en plein hiver (dans la saison où les invasions spontanées sont très-rares), atteint par une fièvre tierce.

3me fait. — Deux jeunes garçons (famille Lauzeral) de la campagne sont tenus en pension à la ville pour y suivre les leçons de l'école communale. L'un va passer quelques jours chez son père : on le fait coucher avec un valet qui fut pris cette même nuit par un accès de fièvre intermittente pour laquelle il avait épuisé déjà toutes les recettes des commères voisines. Cet accès, comme tous les autres, se termine par une transpiration abondante. L'enfant retourne à la ville, et le lendemain il est pris par la fièvre. Ici il couchait avec son frère et avant peu de jours les deux enfants avaient l'un et l'autre les accès de fièvre; et ceci est d'autant plus remarquable que dans les rues centrales de notre petite ville où habitaient ces jeunes garçons, il s'en faut de beaucoup que les fièvres périodiques soient aussi fréquentes qu'elles le sont à la campagne.

4me Fait.— Deux servantes n'avaient qu'un lit en commun chez l'un de nos plus riches cultivateurs. La plus âgée est atteinte par l'endémie de notre pays (1840). Les accès ont lieu le soir et se terminent vers trois ou quatre heures du matin par une transpiration des plus abondante. En peu de jours le mal est communiqué à la servante plus jeune. Celle-ci est renvoyée; elle se réfugie chez sa mère, pauvre veuve qui est obligée de lui céder la moitié de sa mauvaise couche. Avant huit jours la mère et la fille avaient chacune une fièvre tierce dont les accès se terminaient par une sueur critique qui ne durait pas moins de trois ou quatre heures.

C'est ainsi que les accès de fièvre m'ont souvent paru s'être transmis du mari à la femme, de la fille à la mère, ou s'être restreints aux enfants d'un même sexe dans la maison où il n'y a que deux lits distincts, l'un pour les garçons et l'autre pour les petites filles. Chez les riches propriétaires de nos campagnes, on voit souvent les enfants coucher alternativement avec les domestiques et avec leurs parents. Dans ces familles, le médecin peut facilement suivre la trace du principe contagieux. Il y verra que souvent le mal se transmet de celui que tourmentait un accès de fièvre à celui qui s'est trouvé couché à ses côtés au moment où il ruisselait de sueur.

Dans de telles conditions, on retrouve toutes les circonstances les plus favorables à la contagion : 1° le conctact immédiat ; 2° une température aussi rapprochée que possible de celle du corps humain ; 3° la diffusion du principe contagieux au moment où il se produit, au moment où il s'échappe du corps de l'homme, *à l'état naissant* en quelque sorte. Comme pour tous les autres virus, on peut affirmer que rien n'est plus mystérieux que la nature de ce principe contagieux ; mais selon toutes les probabilités, il ne se dégage pas également à toutes les périodes, ou pour mieux dire à toutes les heures de la maladie, et toutes les discussions contradictoires sur la contagion ont pour raison d'être cette difficulté d'apprécier les conditions indispensables pour que le principe contagieux puisse se dégager, et les conditions nécessaires aussi à celui qui le contracte. Quoi qu'il en soit, dans les faits que j'ai rapportés et dans quelques autres que je citerai bientôt, tout concourt à la production facile de la contagion. Qui oserait dire que la sueur n'est pas un excellent véhicule de la contagion ?

Mais lorsqu'un individu est couché dans un même

lit avec un homme atteint d'une fièvre paroxystique, absorbe-t-il directement par la peau, par une sorte *d'imbibition*, une espèce de virus qui serait délayé dans la sueur du malade? ou bien autour de ce dernier se fait-il pendant son accès de fièvre une certaine viciation de l'air, une espèce d'infection concentrée dans son lit? Je n'ai pu résoudre cette question. Voici deux observations qui n'ont fait qu'augmenter mes doutes à cet égard.

5me Fait. — Marie Larroque résista à la contagion d'une fièvre intermittente de sa sœur aînée, tant que celle-ci eut les accès pendant le jour, mais après un mois ils se fixèrent au soir; alors la sueur terminale arrivait pendant que les deux sœurs étaient encore couchées côte à côte, et en peu de jours la transmission eut lieu.

6me Fait. — La femme Cayré avait des accès de fièvre tierce qui se terminaient par une moiteur insuffisante pour mouiller sa petite fille qu'elle faisait coucher avec elle. Les choses allèrent ainsi pendant un mois; mais après ce délai, et sans autre cause connue, la fièvre fut transportée de la mère à l'enfant.

Il est une circonstance sur laquelle ont insisté plusieurs pathologistes, c'est que la plupart des maladies contagieuses n'attaquent un grand nombre de personnes, qu'autant que la contagion est favorisée par une constitution atmosphérique particulière, de telle sorte que souvent il y a contagion et épidémie ou endémie en même temps. Deux fois j'ai vu la variole effleurer en quelque sorte la population de mon canton, n'atteindre que quelques sujets et disparaître presque aussitôt, tandis qu'en 1853, favorisée sans doute par une saison plus propice, elle s'y est solidement établie, sévissant sur les adultes et même sur les vieillards. Pour la fièvre intermittente, la contagion m'a paru d'autant plus évidente que l'endémie était plus prononcée, et que le fébricitant, transmetteur de la maladie, en était affecté depuis plus longtemps, c'est-à-dire lorsque son corps était appauvri et son sang fortement vicié par la persistance des accidents périodiques. En voici un exemple.

7me Fait. — Les frères Cassayré couchaient ensemble : en 1848, l'aîné eut les accès de fièvre. La sueur arrivait pendant la nuit, et le plus jeune n'en avait encore éprouvé aucun inconvénient; mais cette immunité fut perdue pour lui lorsque son frère, arrivé à une troisième récidive, tomba dans un état de cachexie générale caractérisée par la pâleur et la bouffissure du visage.

En passant d'un individu à un autre par la voie de la contagion, la fièvre intermittente ne conserve pas toujours le même type.

8me Fait. — Par goût et par nécessité, les jeunes époux Laganthe couchaient ensemble. Le mari, —

et cette observation remonte à l'automne de 1853, — fut pris par la fièvre quarte; il avait enduré *quatre* accès, lorsque sa femme fut atteinte d'une fièvre *tierce*.

9me Fait. — Pendant la belle saison de 1850, la femme Viguier avait eu trois fois la fièvre intermittente, tierce au début, quarte à une première récidive, et enfin devenue quotidienne. Alors l'accès commençait à quatre heures du soir, et vers minuit une sueur visqueuse et fétide forçait la malade à changer de chemise. Ces gens, pauvres du reste, n'avaient qu'un lit. Toutefois le mari avait jusqu'alors joui d'une santé excellente, mais à son tour il fut pris par la fièvre, et pour lui le type fut tierce.

Le sexe et l'âge ne paraissent avoir aucune influence sur la propagation d'individu à individu. Se trouver couché dans un même lit avec une personne dont l'accès vers son déclin se termine par une sueur critique, voilà la seule condition qui m'a paru rigoureusement nécessaire pour que la contagion vienne à se produire. Celle-ci est d'autant plus à craindre que la sueur est plus abondante.

10me Fait. — Deux valets de ferme couchaient ensemble. L'un est pris par une fièvre périodique. Les premiers accès se terminèrent par une légère moiteur à peine appréciable; enfin, un cinquième paroxysme se manifesta avec une sueur des plus abondantes. Le surlendemain son camarade de lit fut pris par la fièvre, et pour lui aussi elle fut tierce.

J'ai vu l'incubation durer neuf jours après que le sujet s'était exposé au genre de contagion que je tiens à faire connaître.

11me Fait. — Deux cousines du nom de Cunnac n'avaient qu'un lit. La plus jeune, âgée de huit ans, avait eu trois accès, et le dernier s'était terminé vers le matin par une sueur des plus abondantes. J'insistai pour qu'une couche distincte fût disposée pour l'autre enfant, et malgré cette précaution, neuf jours après elle eut un premier accès de fièvre tierce. Dans cet intervalle de temps, sa santé avait été parfaite.

Plus l'endémie est générale, et moins il est facile de faire la part de la contagion. On n'en peut suivre les traces que lorsque la maladie n'a encore affecté que quelques habitants de la contrée. Aussi je terminerai par une observation recueillie dans une année bien remarquable parmi nous par le petit nombre de fièvres intermittentes que nous eûmes à enregistrer.

12me Fait. — En 1851, la fièvre intermittente ne se montra que d'une manière à peu près sporadique. C'est à peine si dans chaque commune du canton elle visita une ou deux familles, et aussi fûmes-nous peu étonnés de voir cette diminution des maladies périodiques signalée dans les comptes-rendus des travaux des sociétés de médecine de Toulouse et de Bordeaux. Eh bien! au mois d'août de cette année, la femme Gineste eut une fièvre à type tierce. Vers la fin de septembre elle en était à une seconde ou troisième récidive, lorsque sa fille, âgée de vingt ans, en service dans une ville voisine, vint à l'occasion de la fête du lieu passer quelques jours avec elle. Deux nuits de suite la fille et la mère couchèrent ensemble, malgré la fièvre qui chaque matin mettait la malade dans un état de diaphorèse considérable. Trois ou quatre jours après, la fille Gineste, revenue à la ville, eut un accès de fièvre, et après celui-là un second, un troisième, et jusqu'à ce qu'elle eût pris du sulfate de quinine.

Tels sont les faits que je retrouve dans mes notes et dans mes souvenirs. Les plus anciens remontent à 1840. Au début de ma pratique médicale la transmission contagieuse des fièvres d'accès me paraissait une hérésie scientifique. J'étais même presque incrédule à l'endroit de toute espèce de contagion; mais les observations se sont succédé et sont venues modifier mes opinions. Je me suis demandé, par exemple, comment il se fait que très-souvent plusieurs individus, dans la même famille, sont atteints par la fièvre typhoïde, et je n'ai pu découvrir les conditions rigoureusement nécessaires pour que la transmission se fît d'individu à individu.

Pour la fièvre intermittente j'ai été plus heureux et j'ai surpris la contagion au moment où elle s'effectue, c'est-à-dire au moment où un sujet encore sain se trouve fortuitement couché auprès d'un malade pendant la sueur terminale d'un accès de fièvre. Montfalcon, qui a nié le caractère contagieux de la fièvre intermittente, raconte qu'une dame qui avait contracté les accès de fièvre à la campagne, de retour à Paris, les avait communiqués à son mari (1). Ce fait lui parut inexplicable : il confirme mes observations.

Je les croyais nouvelles dans la science, j'avais fait sur ce sujet toutes les recherches bibliographiques qui peuvent être faites loin des grands centres de population. Je n'avais rien trouvé. Aussi quelles furent ma satisfaction et ma surprise lorsque, en lisant l'ouvrage si complet et si érudit de M. Gentrac (p. 584), je rencontrai les lignes suivantes : « Hermann prétend que ceux qui couchent dans le » même lit que les fiévreux contractent la fièvre. » Marx dit que des époux ou des frères l'ont gagnée » de la même manière » (2). Voilà donc mes observations confirmées. Ce que j'ai constaté, d'autres l'ont constaté. Les faits que j'ai rapportés ne sont pas des faits exceptionnels, et c'est avec confiance

(1) *Histoire médicale des marais*, p. 409.

(2) *Observations médicales*, pars 1a, Hanovere, 1774, p. 55.

que je les livre aux méditations des étiologistes.

Toutefois je ferai remarquer que rien n'est absolu en matière de contagion. Je ne dis pas qu'il suffise de toucher la sueur d'un malade pour prendre la fièvre. Il faut coucher avec lui pendant l'exhalation de cette sueur. Je dirai plus et j'avouerai que bien souvent, dans la saison chaude, lorsque l'endémie est générale et lorsque la maladie a pénétré dans presque toutes les fermes, j'ai vu des gens couchés impunément avec des fébricitants ; mais il en est de même pour toutes les contagions, certains peuvent les braver sans danger ; et ceux qui ont le plus médité sur cette matière ont écrit qu'il ne suffit pas de s'exposer à la contagion, mais qu'il faut encore apporter en soi une aptitude spéciale.

CHAPITRE III.

ANATOMIE PATHOLOGIQUE.

Un fait domine toutes les recherches qui ont été faites touchant les altérations anatomiques que peuvent laisser après elle les fièvres intermittentes ; c'est-à-dire qu'on a trouvé dans la composition du sang des changements qui expliquent toutes les autres lésions. Or, cette viciation du fluide nourricier de l'homme n'est pas appréciable au moment même de l'absorption du miasme tellurique. Rien ne peut encore faire comprendre qu'il existe une infection miasmatique ; mais dès que le poison tellurique a pénétré dans l'économie, le sang est aussitôt dévié de sa composition normale. Ses éléments constitutifs ne seront plus désormais les mêmes, et si rien ne vient modifier cette impulsion donnée par une première absorption, l'altération devient de plus en plus profonde, de plus en plus manifeste. Elle est évidente chez les personnes désolées depuis longtemps par les fièvres d'accès : la décoloration de la face, la bouffissure du visage, l'œdème des malléoles témoignent que la partie séreuse du sang s'est accrue. En effet, tous les médecins chimistes qui ont étudié la composition du sang dans ces affections sont unanimes pour signaler, dans le serum, une diminution de l'albumine, et dans le caillot une moindre proportion de globules.

Les travaux qui, dans ces dernières années, ont eu pour objet l'étude de la composition du sang soit à l'état physiologique, soit à l'état pathologique, ont réabilité l'humorisme, en lui assignant une base véritablement scientifique. Nul ne peut nier les services qu'en ont déjà retirés la pathogénie et la thérapeutique rationnelle. Cependant la science n'a pas trouvé dans chacun des éléments du sang des renseignements également certains. Les variations qui peuvent survenir dans l'élément globulaire ont été rigoureusement déterminées, mais il n'en est pas de même pour l'albumine, la fibrine, les sels, etc.... Leurs altérations ne sont pas suffisamment connues. Malgré les lacunes qui existent encore dans nos connaissances hématologiques, l'idée d'une viciation du sang dans les fièvres intermittentes s'est présentée, dans tous les pays, à l'esprit des observateurs, et des analyses chimiques ont été faites sous toutes les latitudes.

Dans les pays chauds où les fièvres intermittentes sont occasionnées par les émanations des marais ou des étangs, le sang des malades a été analysé par des hommes dignes de notre confiance, et nous ne devons en aucun cas dédaigner les résultats qu'ils ont obtenus, parce que les fièvres de nos pays cultivés ne sont qu'un diminutif des graves intoxications paludéennes d'Afrique ou de l'Europe méridionale. MM. Léonard et Foley se sont livrés, en Algérie, à des recherches chimiques sur la composition du sang des malades atteints d'accidents intermittents. Voici leurs conclusions principales :

1° L'eau du sérum tend à augmenter ;

2° L'albumine et les autres matériaux organiques et inorganiques du sérum tendent à diminuer ;

3° Le chiffre des globules et celui de la fibrine se maintiennent à peu près dans leurs proportions physiologiques ; on ne constate un abaissement marqué qu'après une très-longue durée de la maladie.

Un professeur de Marseille, le docteur Bertulus, a insisté sur cette grave altération du fluide nourricier, et il est persuadé que cette lésion tient sous sa dépendance tous les autres désordres qu'on observe dans certains organes des hommes qui succombent à la fièvre pernicieuse ou à la fièvre d'accès longtemps prolongée.

Dans son mémoire, couronné par la Société de médecine de Bordeaux (1), il nous fait connaître les

(1) *Des fièvres intermittentes*, par Bertulus. Bordeaux, 1850, p. 50.

expériences faites en Toscane par le professeur André Cossi, qui a noté une diminution de fibrine et d'albumine, une forte proportion de cholestérine et la présence d'une quantité appréciable de matière bilieuse colorante.

Dans le nord de la France, où la puissance du miasme producteur de la fièvre ne saurait être comparée à celle des climats méridionaux, les altérations en question semblaient avoir échappé à l'analyse des chimistes. MM. Andral et Gavarel se bornent à dire que, dans une pyrexie, où pendant les intervalles qui séparent les retours de la fièvre tout rentre dans l'ordre, on devait prévoir que la composition du sang s'éloigne peu de ce qu'elle doit être à l'état normal. Dans six analyses de sang pris chez des sujets affectés de fièvres intermittentes, il ont vu la fibrine et les globules se maintenir dans leurs proportions naturelles (1).

Nous trouvons cependant dans un traité de chimie pathologique que recommandent le nom et le mérite de ses auteurs, des expériences plus récentes qui confirment notre opinion sur l'altération du sang, et après avoir longtemps étudié le remarquable ouvrage de MM. Béquerel et Rodier, en vue des recherches qui se rapportent à notre sujet, nous avons pu

(1) Recherches sur les modifications de proportion. *Ann. de chim.*, 1840, t. LXXV.

dresser un tableau qui résume les principales variations propres au sang affaibli des personnes atteintes de fièvre intermittente (1).

PRINCIPAUX ÉLÉMENTS DU SANG.	PROPORTIONS A L'ÉTAT PHYSIOLOGIQUE.	PROPORTIONS DANS LES FIÈVRES INTERMITTENTES ANCIENNES	VOIR DANS LE LIVRE CITÉ, PAGES
Eau du Sérum. . .	800 à 900	935,10	46 et 181
Albumine.	70 à 80	50 à 60	55 et 57
Fibrine.	2 à 3	1,2	58 et 61
Globules..	125 à 145	80 à 100	49 et 51

Il est donc démontré que le phénomène le plus remarquable qui puisse être observé dans la maladie que nous étudions est celui des changements qui se produisent dans la composition du liquide le plus essentiel à l'entretien de la santé. Il me paraît cependant que les auteurs qui ont le plus approfondi cette matière n'ont pas assez insisté sur la diminution de la fibrine. Elle est admise par M. Guerard (2), et nous aurons occasion, dans le cours de ce travail, de faire observer plusieurs accidents qui dérivent

(1) *Traité de chimie pathologique*, par MM. Becquerel et Rodier, 1 vol. in-8°.

(2) *Dictionnaire de médecine*, en 30 vol., t. XXVIII, p. 103, ligne 9.

du défaut de cet élément plastique. Si l'altération principale consistait en une grande diminution dans le chiffre des globules, elle se traduirait, d'après les observations de M. Andral, par un caillot petit et assez dense; mais la diminution de la matière spontanément coagulable (la fibrine) tend au contraire à produire un commencement de dissolution, de diffluence du sang (1). Serait-ce parce que cet élément du sang prédomine chez les ruminants et chez les solipèdes que ces animaux sont à peu près exempts des fièvres intermittentes. Dans nos pays où les fièvres d'accès sont produites par une cause moins puissante que celle des émanations paludéennes, dans notre fièvre intermittente qu'entretient le miasme des terres cultivées, on ne saurait ne pas remarquer un certain appauvrissement du sang, une disposition inverse à celle qui indiquerait une tendance phlegmasique. Les malades que j'ai eu occasion de soigner dans le cours d'une fièvre intermittente simple, dégagée de toute complication phlegmasique, m'ont toujours présenté un sang noir, pesant moins à volume égal que celui des autres sujets, avec un caillot mou, remplissant tout le vase, se couvrant quelquefois d'une couenne mince et livide et se putréfiant promptement pour peu que la température fût élevée. Or tout sang dont il se sé-

(1) Voy. *Essai d'Hématologie*, par Andral, p. 65 et 174.

pare, par coagulation spontanée, une moins grande quantité de fibrine, en renferme réellement une moins grande proportion (1). Si la lésion principale dans les altérations du sang propres aux fièvres périodiques consistait en une diminution du chiffre des globules, on observerait fréquemment dans ces maladies un bruit de souffle dans les gros vaisseaux. M. Andral fait expressément observer que ce bruit que l'on rencontre presque toujours dans les cas d'anémie ne se manifeste jamais lorsque la fibrine seule a diminué (2). Je l'ai souvent cherché et je n'ai pu l'entendre chez les individus affectés de fièvres intermittentes.

N'exagérons pas cependant la valeur scientifique de la chimie organique appliquée à la recherche des lésions anatomiques. Qui peut comprendre les transformations instantanées qui doivent se produire, soit au moment où le sang d'une saignée est reçu dans un vase inerte, soit au moment où les principes immédiats de nos tissus sont abandonnés par le souffle de la vie? La vie, en effet, est à ces principes immédiats ce que la gravitation est aux astres du ciel, ce que le calorique est aux corps physiques, et l'affinité aux molécules des chimistes. Importer les procédés d'une science inférieure dans ceux d'une

(1) Guerard, art. sang. Déjà cité au *Dict.*, en 30 vol., p. 103.
(2) *Hématologie*, p. 57.

science supérieure séduit les esprits d'aujourd'hui amateurs du positif, mais une lacune existe et le plus souvent nos sens ont de la peine à saisir les rapports réels des lésions cadavériques avec les troubles fonctionnels. Serait-ce des lésions anatomiques plus grossières qui pourraient expliquer l'énigme de la fièvre intermittente? Il n'en existe pas qui aient satisfait les pathologistes. Ce serait tomber dans une erreur grave, dit M. Bouillaud, que de considérer comme cause essentielle de la fièvre les lésions que l'on rencontre à l'ouverture des cadavres (1). Dans les pays marécageux et dans les contrées dont l'atmosphère est brûlante on a constaté des engorgements et même des dégénérescences du foie et de la rate. Mais ces lésions, toutes grossières et volumineuses qu'elles se sont montrées aux médecins de notre armée d'Afrique, se sont présentées à leur esprit plutôt comme le résultat que comme la cause de la fièvre. Dans nos climats tempérés, où le miasme de la terre cultivée ne produit qu'une intoxication moindre et des accidents moins graves, si quelques viscères ont présenté des traces de phlegmasie, ce sont plutôt des traces de congestion naissante, d'hypérémie passagère que d'inflammation fixe et persistante. On a parlé de la distention du

(1) *Dictionnaire de médecine*, en 15 vol., t. VIII, p. 120, art. fièvres intermitt.

système veineux, de flaccidité des muscles, d'infiltration œdémateuse, de la décoloration de certaines muqueuses, de la tuméfaction de la rate, etc..... Mais toutes ces lésions, considérées isolément ou dans leur ensemble, ne paraissent être autre chose qu'une conséquence de l'état hydroémique du sang. L'augmentation du volume de la rate, qu'on a étudiée avec tant de persistance, ne me paraît avoir qu'une médiocre importance. M. Bousquet, que distinguent toujours le savoir et le bon sens médical, disait, dans une récente discussion à l'Académie de médecine, que les lésions cadavériques ne devaient être pour les pathologistes qu'une sorte de séméiotique intérieure. Cette proposition est principalement juste lorsqu'il s'agit de l'engorgement splénique, des fièvres intermittentes. Celui-ci ne mérite considération qu'à cause de sa fréquence, qui est telle que, dans certains cas douteux, il peut, à la faveur d'une plessimétrie bien entendue, devenir un élément de diagnostic; mais au chapitre des lésions anatomiques il ne faudrait pas lui accorder une place trop importante, puisque M. Bousquet avait cité un homme qui n'avait pas de rate et qui eut la fièvre intermittente (1). La réplétion veineuse ne reste pas limitée à la rate seulement, elle s'étend aussi à tout le système veineux abdominal. Selon l'heureuse expression de M. Nepple, le

(1) Séance de l'Académie de médecine impériale du 24 avril 1860.

gonflement de la rate ne constitue qu'un *symptôme anatomique* de la fièvre intermittente, et rien de plus (1). Dans nos climats il ne précède jamais l'intermittence et en Afrique même, où les manifestations de la maladie sont si graves et si complètes dans leur phénoménisation, elle peut manquer entièrement (2). M. Audouard, qui est celui qui a le mieux étudié les caractères de l'hypertrophie splénique, dit formellement qu'elle est toujours précédée d'une certaine altération du sang. Je n'ai jamais pu constater ces douleurs, ce malaise que M. Piorry dit exister vers l'hypocondre gauche chez certains fiévreux avant l'invasion de la maladie. Jamais on n'a vu dans cet organe un indice de suppuration. Dans toutes les maladies que caractérise une altération du sang, dans la fièvre typhoïde, le scorbut, la variole, etc., etc....., on trouve la rate tuméfiée et l'on n'observe pas les symptômes de la fièvre intermittente. M. Nivet, dans un travail de compilation, nous a fourni une longue énumération des cas de fièvres intermittentes après lesquelles on n'a pas pu trouver l'engorgement de la rate (3).

(1) Lettre sur l'engorgement de la rate, *Gazette médicale*, 1833, p. 613.

(2) Voy. Maillot, *Traité des fièvres intermittentes*. Paris, 1836, p. 285.

(3) Voy. *Archi. générale de médecine*, 1838, t. II, p. 30.

M. Gentrac, qui a dirigé ses recherches depuis 1845 sur cette question, cite des chiffres considérables et s'arrête aux conclusions suivantes : (1)

1° Dans le cours d'un très-grand nombre de fièvres intermittentes on constate l'augmentation du volume de la rate ; 2° cette augmentation est d'autant plus sensible que la fièvre est plus ancienne ; 3° cette augmentation ne constitue pas un fait invariablement associé à l'existence de toute fièvre intermittente simple ou pernicieuse. —En 1846, j'ai fait l'autopsie d'une petite fille de onze ans, qui depuis plus de trois mois luttait contre une fièvre périodique et qui succomba à un accès pernicieux. Je m'attendais à trouver une rate énorme. Tous les tissus étaient décolorés, il y avait de la pneumonie hypostatique, quant à l'orgagne splénique, il n'offrait qu'un volume à peu près normal, à peu près égal à celui de la rate d'un adulte, — 0m 08 de haut en bas.

M. Durand de Lunel (2) a expliqué, par l'afflux du sang pendant la nuit vers la rate, l'apyrexie, et par le transport de ce sang corrompu dans le torrent de la circulation pendant l'excitation du jour, la production des accès fébriles. C'est bien beau, mais une si ingénieuse théorie ne supporte pas l'examen.

(1) Ouvrage cité, p. 610.

(2) Voy. *Bulletin de l'Académie de médecine*, 1847, t. XII, p. 278.

Quelle est la cause du gonflement de la rate? M. Guerard fait observer que le sang contenu dans la rate ne jouit pas de la propriété de se coaguler (1) et l'auteur de l'hématologie dit que c'est par la défibrination du sang qu'on peut expliquer l'engorgement de la rate dans les fièvres intermittentes (2). M. Nepple, atteint lui-même d'une fièvre tierce, a pu reconnaître que la turgescence splénique ne se produisait que dans les longs stades de froid. Faut-il conclure de cette observation que pendant la période du frisson le sang reflue des capillaires cutanés vers les viscères intérieurs et que le parenchyme de la rate se trouvant essentiellement vasculaire et élastique, le retient mieux et plus longtemps que celui des autres? Cet un résultat physique qui n'est pas inadmissible dans les fièvres périodiques; mais on ne saurait dire qu'il doive se produire dans plusieurs autres maladies où la rate se tuméfie et dans lesquelles la fièvre conserve une forme continue. On a même observé dans les pays d'étangs que la rate se gonfle et s'hypertrophie chez des habitants, sans qu'ils aient eu les accès de fièvre. — La réplétion générale du système véneux, qui peut exister depuis plus ou moins de temps, et les mouvements concentriques imprimés au sang à chaque période de frisson sont

(1) Article cité, p. 91.
(2) P. 71.

donc deux éléments qu'il faut invoquer simultanément pour expliquer le phénomène extraordinaire et à peine compréhensible de l'intumescence de la rate dans les fièvres intermittentes.

CHAPITRE IV.

SYMPTÔMES ET DIAGNOSTIC.

Tout accès de fièvre intermittente simple et régulière se compose de trois phénomènes qui sont : un *stade* de *froid* ou de concentration, un *stade* de *chaleur* ou d'expansion, et un *stade* de *sueur* ou de détente. Ces stades varient d'intensité et de durée selon les saisons, les climats et les conditions individuelles des malades. S'il était donné à un médecin attentif d'observer simultanément dans différents pays et de pouvoir comparer entre elles les fièvres produites par les émanations de la terre cultivée avec celles que déterminent les miasmes des marais et qui règnent dans les contrées méridionales, il remarquerait que les premières ne sont qu'un diminutif des secondes. La maladie est identique, seulement elle est amoindrie. Les réactions sympathiques ne sont pas les mêmes : certains symptômes manquent ou sont moins prononcés. En Afrique, écrit M. Maillot, abstraction faite de toute concomitance phlegmasique du côté de l'encéphale ou de l'abdomen, la fièvre intermittente simple prend d'elle-même une aggravation excessive et ne tarde pas à présenter une phénoménisation *cérébro-spinale* des plus graves (1). Dans la province de Constantine, M. Worms a vu le stade de froid tendre à disparaître et le stade de chaud se prolonger indéfiniment avec de la céphalalgie, du délire, des vomissements, de la diarrhée et tout un ensemble de symptômes effrayants appelés en Afrique *gastro-céphalite* (2). Lancisi avait judicieusement remarqué que les effluves qui produisent la fièvre intermittente ne sont pas toujours de la même intensité et qu'elles ne produisaient pas toujours des maladies semblables. Dans le département le plus marécageux de la France, certains symptômes que je n'ai pu retrouver que très-exceptionnellement, avaient fixé l'attention de M. Nepple : une douleur excessive aux lombes, une tension presque constante dans les hypocondres, une dépression rapide des forces motrices, etc..... La maladie elle-même, aux yeux de cet habile observateur, s'est diversifiée bien autrement qu'elle ne semble le faire dans nos contrées non marécageuses. Sur nos sols argileux et cultivés vous ne trouverez pas cette pluralité de formes inflammatoires, gastrique, muqueuse, etc..... que le médecin de

(1) *Traité des fièvres intermittentes*, 1 vol. in-8°, 1836, p. 16.

(2) *Exposé des conditions d'hygiène en Afrique*, broch. de 170 pages, p. 58.

Montluel a adoptées pour la description des fièvres intermittentes du département de l'Ain. La physionomie de nos fièvres intermittentes se retrouve parfaitement reproduite dans une courte topographie de la ville de Lombez, par M. Broquère, qui s'est attaché à retracer les plaintes et les gémissements des malades durant les trois stades qui composent la durée d'un accès régulier (1). Nous le suivrons dans cette description.

Le *stade de froid* est souvent précédé de courbature, de malaise et de céphalalgie ; mais quelquefois il saisit les cultivateurs à l'improviste au milieu de leurs travaux. Il peut varier depuis le simple refroidissement des pieds jusqu'au frisson avec tremblement des membres et avec claquement des dents. Il manque rarement quand l'endémie est générale ; aussi les gens de la campagne ne se croient réellement affectés d'une fièvre intermittente que lorsque le froid initial de l'accès a été très-prononcé. Sa durée moyenne est de une à deux heures. — Un malaise général, des bâillements, des pandiculations et souvent des vomissements ouvrent la scène. La face et les extrémités pâlissent ; les ongles, les lèvres et le nez prennent une teinte livide. Le feu le plus ardent ne peut réchauffer le malade, ni diminuer la sensation des fusées froides

(1) *Journal de méd. et de pharmacie de Toulouse*, 1839.

qu'il éprouve le long de la colonne vertébrale. La peau se crispe en *chair de poule*. Le corps semble se rapetisser et diminuer de volume. Chez une jeune femme, j'ai vu l'anneau nuptial tomber du doigt annulaire. L'intelligence perd de son activité; le regard est hébété; les sens sont obtus; la voix est brève, précipitée et pénible. L'épigastre est souvent douloureux, la soif prononcée; les nausées sont assez fréquentes et quelquefois les vomissements surviennent. Les sécrétions diminuent d'activité et de quantité, principalement celle des reins; ce n'est qu'avec peine que le malade rend quelques gouttes d'une urine incolore et limpide. Pour peu que les bronches soient irritables ou le cœur disposé aux palpitations, il s'y joint de la toux et une grande gêne de la respiration. La dyspnée est extrême chez les sujets asthmatiques.

Stade de chaleur. — Insensiblement le froid se dissipe, il alterne avec des bouffées de chaleur; la peau devient chaude et sèche; le visage se colore et se gonfle; le pouls s'accélère et prend de l'ampleur. Quelquefois le malade arrive au plus haut point d'excitation; il s'agite, il cherche en vain une place, une position, une boisson qui puisse calmer l'ardeur qui le dévore; il cherche la fraîcheur en soulevant ou en rejetant les couvertures. L'urine est brûlante. Souvent il paraît un léger délire, une sorte de rêvasserie. Quelquefois le penchant au sommeil semble être impérieux, mais il ne peut être satisfait. Cette période d'excitation générale dure ordinairement plusieurs heures, elle peut cependant se dissiper promptement. Dans les fièvres anciennes ce stade fatigue peu les malades. Dès que le frisson est passé, on les voit se lever et revenir à leurs travaux.

Le *troisième stade* de l'accès de fièvre s'annonce par une diminution subite de l'anxiété générale; le pouls se ralentit, la soif s'éteint, la chaleur diminue et la moiteur se montre au front. Une sueur abondante gagne insensiblement toutes les parties du corps. A mesure que celle-ci s'établit, le calme renaît. La sueur elle-même, après avoir duré quelque temps, diminue par degrés, le corps reprend sa température habituelle et la plupart des fonctions se rétablissent avec les principales excrétions qui reprennent leur cours. L'urine coule abondamment d'une couleur citrine, et laisse déposer un sédiment briqueté. Le mal à la tête disparaît et un sommeil salutaire vient enfin rétablir le calme dans toute l'économie.

L'intermission ou l'*apyrexie* commence alors et les malades se croient guéris jusqu'au retour prochain de la fièvre. Cette intermission est moins franche dans les contrées véritablement marécageuses, qu'elle ne l'est dans les pays à émanations telluriques. Si l'apyrexie est incomplète, la récidive sera à peu près inévitable. Le médecin doit alors soupçonner quelque lésion viscérale sourde, et veiller avec la plus grande attention, car la fièvre peut devenir continue ou pernicieuse.

Le retour plus ou moins fréquent de la fièvre constitue ce qu'on a appelé le *type* de la fièvre. — Dans les pays franchement impaludés, on voit le plus souvent la fièvre revenir tous les jours (1). Dans nos climats, le *type tierce*, celui qui ramène la fièvre tous les deux jours une fois, est sans contredit le plus fréquent. Le type quotidien ne se présente communément que chez les enfants. — Il est bien entendu qu'il ne s'agit que de fièvres régulières observées à leur début et non à leur récidive. — D'après un relevé que j'avais inséré en 1850 dans la topographie médicale de mon canton (2), sur 1,300 fièvres intermittentes étudiées dans ces conditions, il y en a eu 863 tierces, 337 quotidiennes et 92 quartes. Ce dernier type, quoique assez commun en automne, se présente rarement d'emblée; il succède le plus ordinairement au type tierce.

Quant à leur durée, les accès sont excessivement variables : depuis deux heures jusqu'à trente et trente-six heures dans le type tierce. J'ai observé une multitude de variétés qui ne m'ont pas paru

(1) Nepple, ouvrage cité, p. 31.
(2) P. 178.

avoir le moindre rapport avec l'intensité de la réaction fébrile. Les accès quartes sont généralement les plus courts. Dans la fièvre quotidienne, si le paroxysme se prolonge au delà de vingt-quatre heures, il est coupé par l'accès suivant et la fièvre devient sub-intrante ou sub-continue.

A chaque rechute, la fièvre éprouve des transformations complètes pour la durée et l'intensité, pour le retour et l'heure d'invasion des accès. Ces modifications ne paraissent jamais dépendre des conditions individuelles du malade, mais seulement des conditions météorologiques. Plus il fait chaud, plus les accès se rapprochent, plus leurs symptômes s'aggravent. Les chaleurs caniculaires dans nos climats variables, lorsqu'elles durent un certain temps, exercent tous les ans sur l'organisme humain, une stimulation générale, qui retentit plus spécialement sur la muqueuse gastro-intestinale et sur les méninges du cerveau. L'excitation fébrile, augmentée dès lors par l'action *positive* de la chaleur atmosphérique, acquiert la plus haute intensité et ne tarde pas dans ces circonstances à compromettre plus ou moins quelque organe essentiel ; c'est ainsi que la fièvre peut devenir pernicieuse ; accident fréquent dans les pays chauds ou impaludés par des étangs ou par des marais, et rare dans notre province où l'air est moins profondément vicié.

En suivant annuellement la marche et le mode

de développement des maladies périodiques qui s'étendent tous les ans sur nos campagnes, il est aisé de remarquer dans l'évolution annuelle des saisons, un rapport manifeste entre le dégagement de la chaleur solaire et l'extension croissante de l'endémie. Au mois d'avril apparaissent quelques premières fièvres printanières ; en mai et en juin elles commencent à prendre un caractère endémique, en sévissant d'abord sur les localités les plus défavorablement placées, sur les lieux les plus bas et les plus humides. La maladie s'accroît encore en juillet et en août : elle envahit alors toutes les fermes et pénètre dans les faubourgs des villages. A Rome, l'endémo-épidémie paludéenne s'attaque aussi principalement aux faubourgs périphériques de la ville (1). Elle demeure stationnaire en septembre, décroît rapidement en octobre et en novembre. Dans le courant de décembre, on ne rencontre plus que quelques cas isolés et qui ne sont que des suites ou des rechutes des dernières fièvres d'automne.

Heures des accès. — Nous aurons plus bas l'occasion de faire observer que les fièvres rémittentes paraissent avoir leur redoublement de préférence vers le soir. Pour les fièvres intermittentes il serait impossible de saisir rien de fixe à cet égard. Quel que soit leur type, l'invasion des accès varie à

(1) Jacquot, *Gazette des hôpitaux*, n° 140, année 1855.

l'infini. Les conditions individuelles des malades ne semblent avoir aucune influence sur l'heure du retour de la fièvre. Selon M. Durand (de Lunel), les accès diurnes sont aux accès nocturnes : : 5 : 1 (1). M. Nepple croit qu'il existe un rapport entre les complications gastriques ou gastro-hépatiques et la tendance de la fièvre à se montrer le matin ou le soir (2). Je n'ai pu rien découvrir de semblable. Les variations thermométriques de l'atmosphère me paraissent seules modifier le type et la marche de la maladie. Plus l'endémie est générale, c'est-à-dire plus il fait chaud, plus les accès sont fixes et réguliers, plus ils ont de la tendance à venir vers le soir. Alors aussi le stade de froid ne manque que très-rarement. Un changement brusque de la température influe bien souvent sur l'heure des accès. En été, lorsque leur invasion semble être fixée pour tout le pays vers le coucher du soleil, si un orage survient et refroidit l'atmosphère, aussitôt ils se montrent de huit à neuf heures du matin. Ma pratique à la campagne m'a mis à même de constater presque chaque année cette influence du refroidissement de la température. Je vais reproduire ici un tableau que j'avais dressé pour la topographie médicale de mon canton et qui résume l'influence des

(1) Voyez ouvrage cité, p. 23.
(2) Ouvrage cité, p. 288.

saisons sur 1,300 cas de fièvres intermittentes observées pendant une période de six ans.

N'ayant voulu, autant que possible, additionner que des unités de même espèce, je n'avais pris note que des fièvres simples, régulières et récentes, dont le type n'avait encore subi aucune transformation, c'est-à-dire au début de la maladie vers le troisième ou le quatrième accès. Je ne me suis pas attaché à distinguer les différences qui peuvent se produire d'un mois à l'autre, mais j'ai cherché à grouper les faits d'après les saisons qui semblaient imprimer aux fièvres intermittentes des caractères bien distincts. Ainsi, un *premier trimestre* composé des mois d'avril, mai et juin représente les fièvres *du printemps;* un *second* comprend les mois les plus chauds et les plus secs, juillet, août et septembre; à cette saison se rapportent les *fièvres d'été.* Un *troisième* formé par les mois d'octobre, novembre et la première quinzaine de décembre fait connaître les fièvres qui surviennent pendant la période décroissante de l'endémie, c'est-à-dire les *fièvres d'automne.*

ANNÉES 1843 à 1848.	Nombre des individus atteints.	TYPE (1) Quotidien.	Tierce.	Quarte.	LA FIÈVRE En avançant.	En retardant.	Fixe.	Irrégulière.	HEURES DES ACCÈS. Avant midi.	Après midi.	Vers midi.	Vers minuit.	DURÉE DU FROID. Nulle.	D'une h. ou moins d'une h.	De plus d'une heure.
FIÈVRES du printemps..	448	53	385	9	252	40	134	22	256	151	36	2	70	244	134
FIÈVRES d'été........	681	224	379	64	274	32	206	80	246	314	31	10	168	378	118
FIÈVRES d'automne ...	168	60	99	9	54	12	84	18	52	112	4	»	38	104	26
TOTAUX ..	1300	337	863	82	580	84	514	120	551	580	71	12	290	720	278

Telles sont la physionomie de la maladie et l'évolution annuelle de l'endémie dans nos climats.

Diagnostic. — Toutefois les fièvres intermittentes ou plutôt les maladies telluriques ayant la périodicité pour élément essentiel et le quinquina pour principal agent de guérison, ne se présentent pas toujours dégagées de toute difficulté à l'endroit du diagnostic. Aussi doit-on signaler tout ce qui peut éclairer le praticien dans les cas douteux. Certains phénomènes propres à ces maladies se produisent

(1) Il y a eu aussi 16 doubles-tierces et 2 tierces redoublées, qu'il est inutile de faire figurer dans ce tableau et qui comptent néanmoins dans le nombre 1,300.

presque toujours et méritent, par leur fréquence même, d'être pris en considération. Nous avons déjà fait remarquer la fréquence de l'engorgement de la rate, nous devons ici appeler l'attention sur la coloration spéciale de la peau dans les affections que produisent les vapeurs de la terre argileuse cultivée.

Coloration spéciale de la peau. — La peau prend une teinte particulière et il faut s'attacher à en reconnaître les diverses nuances. Chez beaucoup d'individus, dit M. Grisolle (1), il suffit de trois ou quatre accès de fièvre intermittente pour que la peau du corps prenne une teinte jaune toute particulière, qui n'a aucun rapport avec celle de l'ictère, ni avec la teinte jaune paille de la cachexie cancéreuse; elle se lie toujours à un appauvrissement du sang qui est alors séreux et contient beaucoup moins de *fibrine et de matière colorante*. Toutes les maladies aiguës ou chroniques, dans lesquelles le sang est vicié, sont accompagnées d'une coloration morbide de l'enveloppe cutanée. *La peau*, dit M. Bayle, *est le miroir du sang*. Ce fluide, dans sa circulation perpétuelle de l'intérieur à l'extérieur, passe sans cesse dans la peau, d'où il retourne au centre circulatoire. Pendant ce mouvement, cette enveloppe demi-transparente réfléchit en quelque sorte tous les changements de couleur et toutes les gra-

(1) *Traité de pathologie interne*, t. I, p. 138.

ves transformations du fluide nourricier (1). Exemple, toutes les cachexies. — Dans les fièvres intermittentes, le sang est altéré et la peau change de couleur; elle présente une teinte jaunâtre et terreuse. En Afrique, où l'intoxication est produite par un poison plus subtil, l'altération du sang est plus profonde et la coloration de la peau plus prononcée. La teinte terreuse y devient bistre avec de larges éphélides noirâtres (2). Chez nous, le phénomène est moins apparent, mais il n'en est pas moins généralement observé, et, à ce titre, il devient un signe presque certain pour le diagnostic. Le *jaune paille ou terreux* des personnes affectées de fièvres intermittentes, ne doit pas être confondu avec la pâleur des chlorotiques. Celle-ci est d'un blanc mat, un peu plombée, *glauconateuse*, comme dit M. Roguetta. La pâleur qui succède aux grandes hémorragies, aux longues abstinences, à l'intoxication saturnine, etc....., ne présente pas ce reflet jaunâtre que l'on retrouve toujours sur l'ovale de la figure et sur le cou des sujets influencés par le miasme tellurique. Dans les cachexies autres que celles de la fièvre intermittente, la déviation ne porte guère que sur les globules, dans les maladies que nous étu-

(1) Découverte d'un signe général des altérations du sang, par M. Bayle, prof. agrégé. *Gaz. des hopitaux*, 1855, n° 63.

(2) Worms, ouvrage cité, p. 77.

dions, elle porte aussi sur l'albumine et sur la fibrine (1). En Algérie, dit M. Martin, dans son excellente thèse, des accidents bilieux et la *sérosité* se manifestent sous l'influence de ce qu'il appelle l'intoxication tellurienne; de là, dit-il, la teinte blafarde et jaunâtre propre aux malades des pays tellurisés. Cependant cette teinte, que le praticien doit savoir retrouver à travers toutes les variétés individuelles, n'est pas toujours la même. Chez les individus scrofuleux ou fortement lymphatiques, la fièvre intermittente imprime à la peau une nuance blafarde sans que précisément on retrouve la coloration jaunâtre de nos cultivateurs, lorsqu'ils sont malades. Chez les vieillards le teint est tellement hâlé, surtout à la campagne, que les diverses nuances de coloration sont toujours mal dessinées; la coloration jaune terreuse se réfléchit mal à travers leur derme épaissi et le diagnostic de leurs maladies en est souvent rendu plus difficile. Cependant le praticien exercé saura presque toujours retrouver la couleur morbide, et en contemplant la figure du malade, il devinera la périodicité d'emblée et avant qu'elle se soit régularisée, c'est-à-dire avant qu'elle soit devenue évidente pour tout le monde.

Sueur. — Un autre symptôme doit encore être pris en sérieuse considération dans le diagnostic des

(1) Voir plus haut, p. 78, au chap. III.

fièvres intermittentes, c'est la sueur qui constitue le troisième stade de la fièvre. A moins d'une congestion considérable vers quelque viscère interne, ce symptôme ne manque jamais de se produire. « Dans » la fièvre simple, dit M. Nepple, si la réaction ne » trouve point d'entrave, la peau participe plus que » tout autre tissu à l'excitation générale, et c'est » vers elle que se passe le phénomène le plus inté» ressant, *la crise dérivative*. Ce tissu se gonfle et » s'épanouit, ses capillaires s'injectent et bientôt » une active élaboration de fluides fait naître une » exhalation abondante de sueur qui achève de dé» truire plus ou moins complétement l'excitation » générale et qui termine l'accès » (1).

Le plus souvent la sueur est abondante, quelquefois elle est visqueuse et fétide. Tantôt, en quelques instants, les malades mouillent plusieurs chemises et humectent leur couche ; tantôt le phénomène est moins prononcé, et ce n'est qu'une légère moiteur qui, par sa durée, serait de médiocre importance, si elle n'indiquait au médecin le moment où finit l'accès, circonstance importante à noter dans le cas où, le froid ayant manqué, le commencement de l'accès est difficile à saisir. Une sueur ou moiteur générale ou partielle, considérable ou médiocre, succédant à une certaine augmentation de chaleur

(1) Ouvrage cité, p. 217.

et revenant à des heures régulières, ne doit pas passer inaperçue ; elle mettra le médecin sur la voie d'une maladie périodique, c'est-à-dire d'*une maladie à quinquina*.

Le bien-être qui accompagne l'état diaphorétique et la souplesse qui succède alors à la dureté du pouls, indiquent que la sueur doit être considérée comme un phénomène critique non de la maladie, mais du paroxisme. La peau doit être considérée comme un organe d'élimination du principe morbifique qui circule dans le sang et qui est alors dirigé vers l'enveloppe périphérique. A l'occasion de la contagion des fièvres intermittentes, nous avons longuement insisté et nous avons rapporté une multitude d'observations qui prouvent péremptoirement que, lorsqu'une personne se trouve couchée côte à côte avec un malade en pleine sueur de fin d'accès, elle contractera presque infailliblement la fièvre intermittente. Cette sueur doit donc être considérée comme une crise et comme le véhicule du poison tellurique de nos fièvres périodiques.

Nous disions tout à l'heure que la coloration jaunâtre de la peau était le résultat d'une altération spéciale du sang, et les auteurs du *Compendium de médecine* disent aussi, en parlant de la sueur (1), qu'elle est observée dans la plupart des mala-

(1) Art. Sueur.

dies de cette nature. Il n'est donc pas étonnant que ces deux symptômes se montrent dans les fièvres intermittentes et y deviennent, à cause de leur fréquence, une présomption pour le praticien en faveur d'une maladie à accidents périodiques; mais en supposant que ces deux symptômes soient bien dessinés et que la fièvre soit simple, il peut arriver encore que le diagnostic soit embarrassé et que dans certains cas le médecin éprouve de l'incertitude et de l'hésitation. L'heure des accès peut être intervertie; un stade tout entier peut manquer, la période de chaleur peut se prolonger excessivement, l'apyrexie peut être incomplète, etc..... Généralement la difficulté du diagnostic est en raison directe de la fréquence des accès. Plus ceux-ci sont éloignés les uns des autres, moins il peut se produire de l'obscurité sur la nature de la maladie. Plus l'apyrexie est longue, plus elle est franche et mieux la périodicité se dessine aux yeux de l'observateur. Dans les fièvres quartes, la maladie se montre d'elle-même dès le second ou le troisième accès. L'apyrexie est assez longue pour être complète, le retour de la fièvre est régulier, les trois stades sont parfaitement distincts. La sueur surtout est très-abondante. Jamais ce type de fièvre n'a été symptomatique de quelque lésion des muqueuses ou des viscères internes.

Le type tierce, dont les accès sont généralement séparés par un intervalle de trente-six heures environ, n'appartient que bien rarement à l'ordre des fièvres symptomatiques. Cependant je l'ai vu quelquelquefois se montrer au début de la phthisie et assez souvent pendant le cours des maladies chroniques des voies urinaires ; mais alors ils ne tardent pas à prendre une intensité telle qu'on les prendrait pour des accès de fièvre pernicieuse ; l'apyrexie n'est jamais complète et avant peu de jours la fièvre tend à devenir rémittente. — Quand il n'existe aucune lésion viscérale et que la fièvre tierce n'a pour cause que l'endémie tellurique, la coloration spéciale de la peau ne tarde pas à se prononcer ; la langue, — et ce caractère a été très-bien indiqué par M. Léon Marchant, — devient large et pâle, étalée à la pointe, de telle sorte qu'elle m'a souvent frappé par sa forme carrée. Cet aspect de la langue propre au type tierce est digne de remarque ; je ne l'ai jamais observé chez les enfants, mais chez l'adulte et lorsque l'endémie est très-prononcée, je ne l'ai jamais vu manquer. Aussi faut-il le prendre en sérieuse considération.

Le diagnostic est bien plus difficile lorsque la fièvre affecte le rhythme quotidien. Alors il n'est pas rare que la fièvre soit symptomatique de quelque phlegmasie aiguë ou chronique, manifeste ou obscure des organes internes. Il n'est pas rare de voir les paroxysmes de la fièvre typhoïde s'accompagnant d'un frisson marqué et revenant à la même heure donner à la maladie une forme intermittente ; mais cette allure n'est que passagère, et, après quelques jours, la fièvre reprend le type *continu* qui lui appartient. M. Hahn a observé chez les enfants quelques cas de méningite tuberculeuse avec des rémissions régulières et quotidiennes (1), et tout récemment, dans un cas de ce genre, le diagnostic ne m'a pas été facile. Lors donc qu'une maladie se montre avec le type quotidien, on doit immédiatement porter toute son attention sur le point de savoir si la fièvre est essentielle ou symptomatique. La fièvre intermittente quotidienne n'est réellement telle que lorsque l'apyrexie est bien évidente, qu'elle est indiquée par un temps de diaphorèse et qu'elle dure chaque jour de cinq à douze heures. Chomel (2) disait qu'il n'est peut-être aucune suppuration manifeste ou cachée qui ne soit quelquefois accompagnée d'accès quotidiens. Mais c'est principalement dans les affections tuberculeuses de la poitrine ou de l'abdomen que ce type fébrile se présente. C'est dans ce cas que l'examen attentif de la région de la rate peut venir en aide comme moyen de diagnostic ; sans doute, le ventre se trouvant généralement douloureux chez les personnes auxquelles le miasme tellurique a donné la fièvre intermittente, il est facile d'obtenir une réponse

(1) *De la Méningite tuberculeuse.* Paris, 1853, p. 52.
(2) *Éléments de pathologie générale*, 3me édit., p. 506.

affirmative toutes les fois que l'on presse fortement sur la rate et que l'on demande au malade s'il souffre en cet endroit plus qu'ailleurs. Mais l'augmentation du volume de cet organe, qui peut être constatée par la plessimétrie, est un fait tellement constant, qu'il doit être pris en sérieuse considération quand il faut se prononcer entre une phthisie commençante ou une fièvre intermittente quotidienne. Remarquons que lorsque la fièvre est symptomatique, les accès se montrent le plus fréquemment le soir vers le coucher du soleil et rapportons le fait suivant :

Paul Baudounet, cultivateur, tousse depuis un mois; il dit avoir maigri ; la toux est tellement acharnée qu'il ne ferme l'œil de toute la nuit. Tous les matins, la sueur est assez abondante pour que le malade mouille deux ou trois chemises ; la langue ne présente aucun caractère particulier ; mais l'appétit est diminué, et la figure présente une teinte jaune paille avec les pommettes animées de rouge ; car le sujet est d'un tempérament éminemment sanguin.

Le malade dit être plus souffrant tous les deux jours l'un ; le malaise commence pour lui vers les dix heures du matin et dure jusqu'au lendemain matin ; il est précédé quelquefois d'un léger frisson.

A l'auscultation, j'entends un bruit de cuir neuf ou de frottement vers le sommet du poumon droit, la respiration est très-faible dans tout ce côté de poitrine; mais cet homme raconte qu'il a eu dans le cours de sa vie deux fluxions de poitrine graves.

Sous l'influence d'une saignée et d'un julep opiacé aiguisé avec 2 centigrammes de tartre stibié, la toux se calme; on distingue plus clairement la cessation et l'invasion de l'accès; la couleur jaunâtre de la peau se dessine mieux; le frisson initial est plus prononcé et s'accompagne d'un sentiment de pesanteur ou de gêne dans la région splénique. Par la percussion, je crois reconnaître que la rate est augmentée de volume. La matité est de 15 centimètres de haut en bas et de 10 en largeur.

Dès lors le diagnostic devient facile pour moi; je ne pense plus à la tuberculisation du poumon; je donne du sulfate de quinine, et Paul Baudounet est guéri, sans autre accident, et de sa toux et de sa fièvre intermittente.

CHAPITRE V.

COMPLICATIONS ET ACCIDENTS CONSÉCUTIFS.

C'est pendant l'accès que les complications se dessinent le mieux. Sans parler des accidents graves qui peuvent compromettre la vie au moment du paroxysme et donner à la fièvre un caractère pernicieux, certains symptômes reparaissent à chaque réaction fébrile et doivent être combattus par des moyens appropriés, comme le doivent être dans toutes les maladies les accidents qui se présentent avec le caractère de complication. En effet, il n'est pas rare que l'accès ramène certains symptômes spéciaux du côté de quelque organe qui se montre particulièrement souffrant au milieu du trouble général de l'économie. Tantôt c'est un hoquet fatigant, tantôt c'est une polyurie plus ou moins douloureuse. Chez tel malade il y a d'opiniâtres vomissements, chez tel autre un point de côté, chez celui-là une toux fatigante, chez celui-ci des coliques plus ou moins vives.

Il est une complication sur laquelle les auteurs classiques ne me paraissent pas avoir assez insisté, en ce sens qu'elle réclame une médication particulière avant l'administration des antipériodiques. Je veux parler d'une variété d'urticaire qui accompagne, en certaines années, la fièvre intermittente. Parfois une éruption plus ou moins prurigineuse se manifeste pendant le stade de chaleur et se dissipe avec celui-ci. Parfois aussi l'urticaire se déclare d'une manière isolée et sans fièvre, mais avec des retours périodiques. Elle revient tous les soirs vers la même heure, sans frisson ni chaleur fébrile ; elle persiste pendant huit à dix jours et se termine par un œdème des jambes ou une anasarque générale offrant tous les caractères des infiltrations qui succèdent aux fièvres intermittentes prolongées. Elle coïncide alors avec une langue large et grisâtre, avec le teint jaune paille propre aux affections telluriques, et avec des urines épaisses et verdâtres. La démangeaison de l'urticaire qui peut être rapportée à l'infection tellurique, est généralement peu prononcée ; les plaques rouges offrent toujours une teinte plus ou moins jaunâtre, comme cuivrées. Du reste, cette éruption ne se montre que dans les saisons et dans les années où l'on observe un grand nombre de fièvres intermittentes.

Le plus souvent elle est due à une complication bilieuse, et c'est ici le cas de dire que l'état dans lequel se trouve l'organisme au moment où le sujet est pris par la fièvre intermittente, en modifie singulièrement la forme et les symptômes. Selon que l'économie se trouve dans une disposition pléthorique ou bilieuse, ou saburrale, ou même rhumatismale, les souffrances accusées par le malade varieront de forme et d'intensité. Le fond reste le même. La périodicité domine tous les phénomènes, et c'est à tort que les auteurs, et particulièrement J. Franc et M. Nepple, ont établi de nombreuses divisions et se sont donnés une peine inutile pour décrire une fièvre intermittente inflammatoire, bilieuse, muqueuse, rhumatismale, etc..... Chez un sujet jeune et fort, et surtout au printemps, dans certaines dispositions à la polyémie, comme on l'observe au début de la grossesse, la fièvre prend une forme inflammatoire ou angiolénique sans perdre sa périodicité. Chez certains malades, dans la saison des embarras gastriques, vous observerez la langue saburrale, un état de faiblesse générale, avec le teint bilieux et de la tension dans les hypocondres. Chez d'autres vous remarquerez des douleurs rhumatoïdes fixes ou fugitives; mais tous ces accidents ne sont que des complications. Le caractère périodique est tout, et M. Nepple, le plus grand observateur en ce genre, n'a jamais pu découvrir un rapport quelconque entre le type de la fièvre et la forme ou la nature des symptômes (1).

(1) Ouvrage cité, p. 31.

Mais les complications ou les causes des complications ne précèdent pas toujours ainsi le développement de la fièvre intermittente. Certaines phlegmasies légères, certaines congestions sub-aiguës des viscères ou des muqueuses peuvent être le résultat du retour périodique de la fièvre. J'ai dit phlegmasie légère, car, nous le démontrerons plus tard, l'existence d'une inflammation un peu importante est incompatible avec un mouvement fébrible parfaitement intermittent. Nous dirons, dans un autre chapitre, que l'inflammation provoquant alors une fièvre continue, la rémittence seule est possible. La forme dite muqueuse de la fièvre intermittente n'est autre que celle qui résulte de la périodicité jointe à un peu d'irritation ou de supersécrétion du côté des bronches et des intestins (1). Cette sub-irritation des muqueuses bronchique et intestinale, que nous regardons comme une simple complication, peut se montrer avant ou après la périodicité. Le plus souvent elle est le résultat des retours réitérés de l'excitation fébrile intermittente. Chaque accès produit un coup de fouet sur ces muqueuses, et après quelques jours, la fièvre intermittente se montre compliquée d'un peu de bronchite et d'un peu de diarrhée, mais au fond ce n'est jamais qu'une fièvre intermittente.

(1) Nepple, ouvrage cité, p. 66.

Un certain état de courbature générale complique souvent les fièvres d'accès et persiste même après que les antipériodiques ont coupé l'intermittence. Dans un article anonyme du *Bulletin de thérapeutique* (1), sous le titre d'*Accidents les plus immédiatement consécutifs de la fièvre intermittente*, l'attention des praticiens est appelée sur une sorte de malaise général qui *n'est ni la santé ni la maladie*, et qui persiste quelquefois longtemps après la disparition de la maladie.

La cause de la manifestation des accès étant une cause *totius substantiæ*, il n'est pas étonnant que divers troubles se montrent sur divers points de l'organisme, alors que le quinquina n'a enlevé que la périodicité et n'a pu détruire complétement l'affection elle-même. Dans ce cas, les souffrances du sujet peuvent varier à l'infini : l'un accuse de la dypsnée ou des palpitations du cœur, l'autre digère péniblement ou n'urine qu'avec difficulté et en petite quantité ; mais tous présentent une couleur de la peau plus ou moins jaunâtre, terreuse, propre aux individus influencés par le miasme tellurique. Toutefois, les accidents survenant immédiatement après la cessation du retour périodique de la fièvre, affectent deux formes principales : les uns, nettement dessinés, se rapportent évidemment et sans contes-

(1) Année 1848, t. XV, p. 137.

tation possible à une irritation, ou tout au moins à une perturbation fonctionnelle de l'estomac et des intestins avec anorexie, langue sèche ou rouge, gêne à l'épigastre, irrégularité dans les selles et sentiment de chaleur ou de tension aux hypocondres après l'ingestion des aliments; les autres, plus indécis, se rapportent à une sorte de courbature générale, avec faiblesse extrême, étouffements, brisure dans les membres, céphalalgie, langue grisâtre, etc...... Ces accidents d'irritation sub-aiguë ou de faiblesse générale sont observés moins fréquemment dans la convalescence des fièvres quartes que dans celle des fièvres tierces.

Après certaines fièvres intermittentes, quand l'art a épuisé ses ressources et l'organisme sa puissance de réaction, il advient souvent que le corps s'affaiblit de plus en plus, sans perdre néanmoins un fond d'irritabilité continuelle, de susceptibilité irritative. Arrivé à ce point de détérioration dynamique, l'indication cesse alors d'être positive. En effet, si on s'attaque à l'élément irritatif par des antiphlogistiques, même modérés, le malade s'affaiblit et la fièvre revient; si on administre des amers, des toniques, les phlegmasies s'exaspèrent et la fièvre devient continue.

Chez certains individus depuis longtemps tourmentés par la fièvre intermittente, on remarque une susceptibilité nerveuse excessive, des tremblements dans les membres, une inaptitude absolue pour aucune contention d'esprit, et souvent une céphalalgie des plus opiniâtres. J'ai vu une sorte d'idiotie survenir chez des sujets que les accès de fièvres avaient rendus apathiques, jaunes, faibles, pâles ou bouffis. Des accidents analogues ont été, dit-on, observés chez des personnes qui avaient éprouvé plusieurs hémorragies successives. Dans ce cas, c'est par un défaut de stimulation ou de nutrition de l'encéphale que tous les auteurs ont expliqué ces divers phénomènes. Explication admissible également chez les sujets dévastés par de nombreuses récidives de la fièvre, et chez lesquels la décoloration des lèvres et le développement anormal du système veineux décèle une liquéfaction du sang.

Dans les pays chauds, en Afrique par exemple, il est ordinaire d'observer, à la suite des fièvres intermittentes prolongées, toutes les nuances de la gastro-entérite chronique avec des diarrhées séreuses ou séroso-sanguinolentes (Maillot). Dans nos climats et sous l'influence du miasme tellurique moins nocif que le miasme paludéen, la fièvre d'accès ne laisse pas de semblables traces du côté de la muqueuse gastro-intestinale. Ce qu'on observe le plus fréquemment, ce sont des engorgements chroniques des viscères abdominaux, que nos prédécesseurs désignaient sous le nom d'*obstructions*. Ce résultat de l'intoxication tellurique, qui fait que certains

hommes convalescents de la fièvre intermittente ont le ventre gros, n'avait pas échappé à Hippocrate. Cette observation s'était même conservée de siècle en siècle : « Quand les enfants, dit Sydenham, ont
» eu longtemps les fièvres d'automne, il n'y a au-
» cune espérance de les en délivrer jusqu'à ce que
» la région de l'abdomen, surtout vers la rate, ait
» commencé à se tuméfier et à se durcir ; car à me-
» sure que ce symptôme vient la fièvre s'en va, et
» il n'est peut-être pas de meilleur signe pour con-
» naître si elle finira bientôt, que lorsqu'on le voit
» survenir. »

J'ai plus de cent fois vérifié chez l'adulte la vérité de l'assertion de Sydenham. M. Nepple a fait la même observation : il a vu des fiévreux commencer à s'enfler dès que les accès avaient été supprimés, brusquement ou non, par un fébrifuge ou par les seules forces de la nature (1), et l'on ne conçoit pas comment des auteurs contemporains ont pu affirmer que les engorgements abdominaux n'étaient produits que par l'usage du quinquina. Mais Hippocrate ne combattait pas les accès périodiques par l'écorce du Pérou, et M. Coutanceau dit que ces obstructions, autrefois très-fréquentes dans le pays de Bordeaux, le sont beaucoup moins depuis que l'administration du quinquina y est devenu popu-

(1) Ouvrage cité, p. 65.

laire dans le traitement de ce genre de maladies.

Avec ces engorgements, qui rendent l'abdomen gros et pâteux, les hommes jouissent quelquefois d'une bonne santé relative, et peuvent se livrer aux rudes travaux des champs. Dans les pays profondément impaludés, sur les bords des marais types, on voit même des obstructions, des viscères abdominaux se former lentement, et les habitants avoir le ventre gros sans jamais avoir eu des accès périodiques. On peut dans ce cas invoquer une prédisposition héréditaire, une sorte d'organisation acquise de longue date dans un pays où les enfants viennent souvent au monde avec un commencement d'appauvrissement du sang et de réplétion du système veineux.

Dans les pays où les accès récidivent avec une déplorable facilité, la fièvre s'établit en permanence dans certaines familles, et il en résulte, avec le temps, une détérioration de la population tout entière. C'est ainsi que les habitants des contrées vraiment marécageuses sont rabougris, pâles et bouffis. *Ils végètent plutôt qu'ils ne vivent*, disait Fodéré. Ils ne travaillent que par nécessité. Tout peint en eux la faiblesse, l'indifférence et la paresse. Une vieillesse prématurée suit de près une jeunesse sans agrément (1). Dans nos contrées, dans les plaines

(1) Voy. Montfalcon, ouvrage cité, p. 113. — L'abbé Richard, *Histoire naturelle de l'air*, t. III, p. 413.

sous-pyrénéennes, la population, nous avons hâte de le dire, ne présente pas un tableau aussi affligeant. Les miasmes qui se dégagent au-dessus de la terre en culture ne sont pas aussi délétères que ceux qui se dégagent au sein des étangs ou des marais. La cessation complète de l'endémie durant les mois froids et pluvieux de l'hiver laisse aux habitants des campagnes le temps de se régénérer en quelque sorte. En automne, on rencontre dans plusieurs communes rurales un grand nombre de personnes au teint jaune et terreux, dévastées par la fièvre intermittente. Mais si les viscères et les séreuses ne sont pas essentiellement lésées, si l'hydropisie ne vient pas compromettre directement la vie, l'hiver arrive et peu à peu le malade reprend sa couleur naturelle; il ne tarde pas à retrouver son agilité et son ardeur pour le travail. Toutefois, il n'en existe pas moins dans nos populations une modification organique, vague et indéterminée, qui a pour effet d'imprimer à toutes leurs maladies le cachet de la périodicité, qui se révèle bien souvent au moment où le praticien s'y attend le moins. On le retrouve même quelquefois en hiver, lorsque la saison des fièvres est tout à fait passée. Elle vient même compliquer assez souvent la convalescence des maladies les plus franchement inflammatoires. On l'a vue se manifester après des lésions traumatiques, telles que des coups ou des blessures d'une médiocre gravité. Ce principe périodique occulte et parfois insaisissable, joint à une diathèse lymphatique ou scrofuleuse dans les villes et les villages, et bilieuse dans les campagnes, constitue le *tempérament territorial* de notre province.

Après cette courte digression que le lecteur voudra bien nous passer, revenons aux accidents que dans la pratique on voit le plus ordinairement se manifester après les accès de fièvre longtemps prolongés : nous disions tout à l'heure que les plus communs étaient les engorgements chroniques ou sub-aigus des viscères abdominaux. La concentration qui se répète à chaque accès doit en être considérée comme l'unique cause. A chaque stade de froid le sang s'accumule dans l'appareil mésentérique, dans le foie, dans la rate, etc..... « Ces organes, subitement distendus par la grande quantité » de sang qui leur arrive, ne peuvent réagir pour » se débarrasser entièrement ; ils le peuvent d'autant moins qu'à cette période du refoulement succède une fièvre violente qui, en précipitant les » battements du cœur, lance avec force, dans leur » parenchyme, le sang qui est rentré dans les gros » troncs vasculaires. Il ne reste donc à ces viscères, » pour retourner à l'état normal, que le temps de » l'apyrexie ; mais avant leur rétablissement entier » survient un nouvel accès. Cet accès, à son tour, » produit les mêmes effets que celui qui l'a précédé,

» et comme il agit sur les tissus déjà plus ou moins » altérés, il laisse des traces plus profondes : il dé» pose une plus grande quantité de sang dans l'in» timité des parenchymes ; il distend davantage le » calibre des petits vaisseaux, il diminue leur toni» cité, épuise leur vitalité, annihile leur force de » réaction ; sous l'influence répétée des mêmes phé» nomènes, non-seulement les organes se tuméfient, mais leur texture s'altère : ce n'est pas ici » une hypertrophie comme celle des parois du cœur » fortement excitées, c'est une altération qui change » tout à fait la texture du parenchyme » (1).

Cet engorgement passif du système abdominal peut devenir une cause d'épanchement séreux, soit dans le péritoine, soit dans le tissu cellulaire général de toute l'économie. Et ceci nous conduit à parler de l'accident consécutif le plus majeur des fièvres intermittentes, c'est-à-dire des hydropisies consécutives des accès de fièvre.

Hydropisies. — Les théories sur la formation de ce genre d'hydropisies ne manquent pas dans les ouvrages les plus récents sur cette matière ; mais elles me paraissent toutes plus ou moins torturées et par conséquent inacceptables.

M. Nepple tient compte dans certains cas de la suppression de la transpiration, dans certains au-

(1) Maillot, ouvrage cité, p. 245.

tres il fait intervenir le collapsus des vaisseaux veineux succédant à l'excitation de la fièvre (1). L'hypertrophie de la rate a été invoquée par des médecins, qui accordent une grande importance aux lésions de cet organe dans la pathologie des maladies paludéennes. Mais de quelle manière peut agir l'augmentation du volume de la rate? est-ce en mettant obstacle à la circulation veineuse abdominale? mais la compression ne peut avoir lieu ni sur la veine cave, ni sur la veine porte; d'ailleurs, on observe tous les jours des fièvres intermittentes qui ne sont accompagnées d'aucune espèce d'hydropisie, bien que la rate ait acquis un volume énorme. « C'est donc » d'une toute autre manière, disent les auteurs du » *Compendium*, et par une influence dont il ne nous » est pas encore permis de pénétrer le mystère, que » la fièvre intermittente agit dans la production des » hydropisies » (2). Un autre sujet d'étonnement pour plusieurs pathologistes, c'est que l'hydropisie se montre à des époques tout à fait différentes de la maladie : tantôt durant son cours, tantôt au moment où elle guérit ou lorsqu'elle est dissipée depuis longtemps. « On comprend qu'en bonne patho- » logie, disent encore les mêmes auteurs, il est » impossible de ranger sur la même ligne des hy-

(1) Ouvrage cité, p. 235.
(2) T. IV, p. 619, art. hydropisie.

» dropisies qui se manifestent dans des conditions » si diverses ; il faut que la science soit encore bien » peu avancée pour que l'on soit obligé de parler » d'engorgement de viscères, de sueurs rentrées ou » empêchées, etc..... » (1).

Pour nous, il nous semble que si la pathogénie de ce genre d'hydropisies paraît un peu obscure, c'est que ces diverses collections séreuses n'ont été jusqu'ici étudiées qu'en bloc, tandis quelles diffèrent les unes des autres ; et pour nous, il est démontré que les hydropisies consécutives des fièvres intermittentes ne sont pas toutes semblables entre elles.

Elles varient de forme et de nature ; il faut en distinguer trois variétés : 1° les unes reconnaissent pour cause une sub-irritation du péritoine ; 2° les autres ont pour agent principal une irritation plus ou moins prononcée du tissu des reins ; 3° mais les plus communes sont celles qu'il faut expliquer par l'hydroémie ou la diffluence du sang.

A. *Ascite.* — La première variété se présente toujours sous la forme d'une ascite. Elle résulte d'une sub-irritation du péritoine. Ici j'adopte, à peu de choses près, la théorie de M. Maillot (2), parce qu'elle concorde avec mes souvenirs et avec mes ob-

(1) T. V, p. 290, art. fièvre intermittente.

(2) Ouvrage cité, p. 248.

servations. Tantôt cette sub-irritation de la membrane séreuse est le résultat d'une sorte de coup de fouet reçu par elle pendant un accès plus fort que les autres, et la collection aqueuse augmente ensuite à chaque paroxisme. Dans ces cas, l'hydropisie apparaît ordinairement dès le début de la maladie. Quelquefois la congestion du péritoine donne à la fièvre une marche continue ou rémittente. Dans certains autres cas, la sub-irritation du péritoine est produite par l'engorgement des viscères abdominaux, par la chaleur et la gêne qu'il entraîne dans tout le système abdominal. Après de nombreuses récidives le ventre devient chaud, gros et pâteux, et peu à peu une collection aqueuse se manifeste; elle ne devient jamais alors considérable; mais encore ici elle nous semble conserver un caractère d'*activité*, c'est-à-dire produite par quelque chose de plus ou moins inflammatoire. M. Maillot veut, au contraire, que dans ces cas-là elle soit *passive*, c'est-à-dire résultant d'un obstacle ou d'un embarras dans la circulation veineuse abdominale. Mais si le principe *naturam morborum curationes ostendunt* est vrai, les moyens qui nous ont le mieux réussi contre ce genre d'hydropisie, ne nous permettent pas de les considérer comme des collections passives.

Nous ferons observer aussi que dans cette variété, l'hydropisie demeure concentrée dans la cavité péritoniale; ce n'est que longtemps après que l'œdème apparaît aux malléoles. La fièvre a une tendance à devenir continue. Généralement les extrémités maigrissent, et les malades dont le ventre grossit de jour en jour, ne paraissent nullement disposés à l'anasarque. Voici une observation de ce genre d'hydropisie coïncidant avec une fièvre tierce.

Le 17 septembre 1845, je fus appelé pour voir un jeune homme de vingt ans, Jean Planes. Il était souffrant depuis quinze jours, il ne mangeait pas, il se sentait faible, etc..... et depuis huit jours il avait eu trois accès de fièvre tierce. La veille il avait eu son troisième accès qui avait été caractérisé par des suffocations et de la chaleur, du malaise dans le ventre et une anxiété générale. Ce paroxisme avait duré toute la nuit et avait cessé sans sueur vers le matin. — Je trouvai ce jeune homme dans une apyrexie complète, sa langue était tout à fait normale, le pouls à soixante-trois puls. Mais je constatai une ascite considérable. Le ventre est dur et gonflé, assez pour gêner la respiration, la fluctuation est évidente. Sans être douloureuse, la pression est mal supportée vers les hypocondres. Pendant le dernier accès, la soif a été excessive. Rien d'anormal du côté des selles et des urines. Celles-ci ne récèlent aucune trace d'albumine. Aucune apparence d'œdème ailleurs qu'au ventre. La percussion n'indique aucune augmentation de volume de la rate. Informations prises, j'acquiers la certitude que la collection aqueuse a commencé à se former au second accès et s'est considérablement accrue au troisième, c'est-à-dire à celui qui vient de finir. Pour arrêter cette périodicité qui à chaque paroxisme donne une nouvelle impulsion à l'épanchement péritonéal, je prescris un gramme de sulfate de quinine. Je complète cette prescription par des lotions émollientes et des onctions mercurielles sur le ventre, et par des boissons légèrement nitrées. Le lendemain l'accès ne revient pas, l'ascite commençait à diminuer. — Continuation des mêmes moyens à doses décroissantes. — Guérison complète constatée douze jours après.

B. *Néphrite sub-aiguë.* — Le diagnostic de cette cause d'épanchement de sérosité, n'est pas toujours aisé chez les personnes depuis longtemps tourmentées par la fièvre intermittente. On l'observe principalement chez les sujets jeunes et vigoureux. Après deux ou trois accès on administre le sulfate de quinine; celui-ci, par son action irritative générale ou peut-être par une action spéciale, enflamme le tissu rénal; l'accès ne revient pas, mais la fièvre devient continue ou rémittente. L'urine est rare ou complètement supprimée; elle est rosée et elle laisse se former au fond du vase un dépôt rougeâtre dans lequel on reconnait une légère trace de sang. Un œdème général se manifeste aussitôt et se montre d'emblée, depuis les malléoles jusqu'à la région diaphragmatique. On ne constate alors aucune fluctuation dans la cavité abdominale. Les malades accusent du malaise, un peu de céphalalgie, de l'anorexie et une soif très-pénible. Le ventre, les hypocondres et toute la région sous-ombilicale manifestent à la pression une douleur obtuse peu prononcée. La température générale du corps est ordinairement très-élevée. A l'aide de quelques émollients et de boissons mucilagineuses cet état se dissipe promptement, l'œdème disparait, mais l'intermittence reprend ses droits et les accès reparaissent. Si on revient au sulfate de quinine, on reproduit la suppression d'urine, l'œdème, et la fièvre continue. Toutes choses qui, selon nous, ne peuvent avoir d'autre cause qu'une inflammation sub-aiguë du tissu rénal.

On sait, en effet, que le sulfate de quinine se montre dans les urines quelques heures après qu'il a été ingéré dans l'estomac (1). Briquet, qui était très-disposé à considérer le quinquina comme inoffensif, et dont les observations ne se rapportent guère qu'à la quinine administrée à grande dose, admet la fréquence d'un certain degré de phlegmasie dans les organes urinaires, occasionné par le passage facile et rapide de cet alcaloïde dans l'urine,

(1) Voy. *Compendium de médecine*, t. V, p. 309.

qui se trouve immédiatement transformée en une solution très-irritante (1). Quoi qu'il en soit, le sulfate de quinine excite au premier chef les fonctions rénales, et il n'est pas étonnant qu'il irrite plus ou moins ces organes. M. Dassit de Confolens, qui a très-bien observé l'influence du sulfate de quinine sur la sécrétion urinaire, a remarqué que bien des fois il produit l'ischurie, la rétention ou la suppression d'urine (2); selon lui, ces accidents sont déterminés par l'action généralement stimulante du sel quinique et non par une propriété spécifique. Pour nous, nous admettrons volontiers une action spécifique ou élective du remède sur les organes néphrétiques.

Nous avons observé des cas analogues, c'est-à-dire des œdèmes survenant rapidement et coïncidant avec l'ischurie ou avec la suppression d'urine chez des malades, qui n'avaient pas pris du sulfate de quinine. Dans notre pratique à la campagne nous avons eu l'occasion de voir quelquefois ce phénomène se produire, après un refroidissement très-vif, chez des personnes qui n'avaient jamais eu la fièvre intermittente. M. Andral rapporte, dans son *Traité d'hématologie*, des exemples d'hydropisies qui, survenues après un violent refroidissement, parais-

(1) *Traité thérap. du quinquina*, p. 230.

(2) Voy. *Bulletin de thérap.*, t. XV, p. 248, année 1838.

sent avoir pour cause une lésion des reins ou tout au moins de la sécrétion urinaire (1). Dans deux circonstances j'ai vu l'œdème général apparaître chez des sujets dont la constitution était depuis longtemps ruinée par l'influence tellurique, et qui depuis quelque temps portaient en eux diverses obstructions abdominales. Dans ces cas, la néphrite sub-aiguë et l'œdème consécutif me semblent n'être autre chose qu'une propagation par voisinage de la congestion chronique des principaux viscères de l'abdomen jusqu'aux reins. Aucun auteur classique n'a parlé de la néphrite sub-aiguë comme cause d'une variété d'hydropisie consécutive des fièvres intermittentes. La lumière ne s'est pas faite de ce côté de la science, parce que quelques-uns ont craint de compromettre la réputation du sulfate de quinine, et dans leur parti pris en faveur de ce sel, ils n'ont pas vu que dans des cas, exceptionnels il est vrai, les alcaloïdes du quinquina pouvaient irriter d'une manière plus ou moins marquée les organes chargés de la sécrétion de l'urine. Pour nous, nous donnons toujours la préférence au sulfate de quinine sur tous les autres fébrifuges; mais la vérité nous oblige à faire connaître le résultat de nos observations. Nous serions heureux s'il venait à être confirmé par des praticiens d'une plus grande autorité que la nôtre.

(1) Page 157 et suiv.

MM. Becquerel et Rodier parlent, dans leur *Traité de chimie pathologique* (1), d'hydropisies aiguës symptomatiques, d'une congestion aiguë du tissu rénal avec passage de courte durée de l'albumine dans les urines. Je n'ai pas rencontré ce principe immédiat du sang dans l'urine de tous mes malades; mais comme dans les cas de cette espèce l'albumine pourrait bien ne se montrer que transitoirement, il ne m'a pas été donné peut-être de la chercher dans le moment opportun; et lorsque je l'ai rencontrée, la couleur rosée de l'urine me faisait supposer qu'il avait dû y avoir exsudation sanguine, et dès lors la présence de l'albumine dans ces cas de néphrite sub-aiguë ne m'a pas paru avoir une grande importance. Il y a dans cette question à se fixer par des recherches dirigées dans le but de savoir si la néphrite aiguë, observée à la suite des fièvres d'accès et occasionnée soit par l'administration du sulfate de quinine, soit par l'envahissement de la congestion chronique des organes abdominaux jusqu'au tissu des reins, doit ou ne doit pas être considérée comme une variété d'albuminerie aiguë, comme une courte apparition de la maladie de Brith.

C. *Anasarque passive.* — Cette troisième variété d'hydropisie consécutive des accès de fièvre est sans

(1) Voy. p. 185.

contredit la plus commune; elle ne survient le plus ordinairement que lorsque l'affection périodique persiste depuis longtemps, lorsque l'économie entière est tombée dans un état de cachexie et de débilitation profonde. La cause organique est ordinairement facile à reconnaître à la décoloration générale du sujet, qui offre toujours la teinte terreuse propre aux affections telluriques. En voyant le malade, il est impossible de ne pas penser à un appauvrissement du sang. Nous avons dit au troisième chapitre que la lésion dominante de la fièvre intermittente était une altération du sang, que chez les individus depuis longtemps influencés par le miasme tellurique, il y avait augmentation de l'eau du sérum et diminution de l'albumine, de la fibrine et des globules. Or, d'après MM. Becquerel et Rodier, les hydropisies apparaissent dès que l'albumine descend au-dessous du chiffre 60 (1). MM. Andral et Gavaret croient que la diminution de l'albumine peut seule produire les hydropisies. Si la fibrine ou les globules diminuent isolément, on ne voit apparaître aucune collection séreuse; mais les premiers auteurs font observer avec juste raison que dans les hydropisies cachectiques l'albumine du sérum ne diminue jamais seule : il y a constamment et simultanément abaissement du chiffre des globules.

(1) Voy. ouvrage cité, p. 182.

La diminution de l'albumine dans le sang, dit M. Andral, dans ses intéressantes recherches d'hématologie (1), n'a été jusqu'à présent constatée chez l'homme que dans le cas où préalablement le sang se trouve avoir perdu de son albumine par les reins, comme dans la maladie de Bricht et dans les hydropisies qui surviennent après les maladies éruptives. Nous ferons observer que dans la fièvre intermittente l'albumine diminue dans le sérum sans qu'on l'ait vue passer dans les urines. Dans l'espèce ovine, il existe une maladie caractérisée par des infiltrations séreuses et une diminution notable de l'albumine du sérum, indépendamment de tout écoulement préalable de ce principe par les urines. Du reste, il faut remarquer avec les auteurs que nous avons déjà cités, que l'eau du sérum augmente toujours en proportion de l'abaissement de l'albumine, et que cette augmentation d'une part et cette diminution de l'autre sont toujours en raison directe de l'affaiblissement du malade et de l'appauvrissement du sang (2). « Je ne chercherai point, dit aussi M. Andral, à discuter la question de savoir pourquoi » un sang, devenu moins riche en albumine, en- » traîne facilement la formation d'épanchement sé-

(1) Voy. cet ouvrage déjà cité, p. 155.

(2) Voy. Andral, ouvrage cité et *Compendium de médecine*, article hydropisie, p. 622.

» reux. Est-ce la modification produite par la dimi-
» nution de l'albumine dans les qualités physiques
» du sérum, qui favorise l'issue de celui-ci à tra-
» vers les parois vasculaires ? Est-ce là un cas
» d'exosmose favorisé par la diminution de densité
» du liquide, ou bien encore l'eau du sang s'écoule-t-
» elle moins facilement dans les réseaux capillaires,
» alors que moins chargée d'albumine, elle est deve-
» nue moins onctueuse et qu'elle glisse peut-être moins
» facilement à la surface interne des vaisseaux ?
» S'il en est ainsi, la diminution de l'albumine dans
» le sérum du sang aurait, pour l'un de ses effets,
» de rendre le passage de ce liquide plus difficile à
» travers les petits vaisseaux, et, par conséquent,
» relativement à sa cause immédiate, il n'y aurait
» pas si loin de l'hydropisie qui suit une maladie
» organique du cœur ou du foie, à celle qui suit
» l'abaissement du chiffre de l'albumine dans le
» sang » (1).

Quoi qu'il en soit, l'appauvrissement du sang dans les accès de fièvres invétérées est démontré par l'augmentation de l'eau du sérum et la diminution des trois principes, albumine, fibrine et globules ; et cet appauvrissement du sang donne suffisamment raison de ces anasarques générales qui s'accompagnent, du reste, de tout le cortége des symptômes

(1) *Hématologie*, p. 159.

propres à l'hydroémie ou à la diffluence du sang.

Dans l'espèce, les malades se présentent aux cliniciens avec des caractères incontestablement leucophlegmatiques. Ils ont les extrémités inférieures enflées jusqu'à mi-cuisse, conservant une dépression assez profonde lorsqu'on presse avec le doigt ; l'abdomen ne tarde pas à se remplir de sérosité et à prendre une forme bombée et arrondie. — La face est bouffie, la peau est froide et décolorée, la langue presque comme exsanguë. Les urines sont abondantes, faciles, et presque toujours exemptes d'albumine.

Le malade est indifférent à tout ce qui d'ordinaire l'intéressait ; il n'accuse aucune douleur, il sommeille presque toute la journée ; mais ce sommeil n'est ni franc ni réparateur ; l'appétit est ordinairement diminué.

Une chose doit être signalée : c'est que, dès que l'anasarque s'est établie, la fièvre disparait. Cinq fois seulement j'ai vu l'œdème se généraliser et les accès périodiques persister ; mais dans ces cas ils n'ont pas tardé à devenir pernicieux. Sydenham et ses continuateurs ont remarqué également que l'hydropisie se prononçait à mesure que la fièvre cessait, soit spontanément, soit par l'usage du quinquina. La cause de ce phénomène n'est pas difficile à comprendre pour les deux premières variétés d'hydropisies consécutives de la fièvre intermittente, telles que nous les avons différenciées ; car nous avons fait voir qu'elles étaient produites par des lésions organiques qui doivent elles-mêmes interrompre la marche des affections périodiques en se substituant à elles. Mais pour la troisième variété dont nous cherchons à faire connaître la nature, c'est-à-dire dans les cas où l'infiltration générale ne peut être considérée que comme le résultat de l'hydroémie, comment se fait-il que la disparition de la fièvre coïncide avec l'épanchement de la sérosité dans le tissu cellulaire pour reparaître quelquefois aussitôt que les collections séreuses ont cessé ou diminué ? Je ne hasarderai aucune explication à cet égard. On n'explique pas tout dans la pratique de la médecine. Me tenant seulement à ce qui est du domaine de l'observation, je ferai remarquer ce que j'ai pu voir quelquefois et ce qui me paraît digne de fixer l'attention des praticiens, à savoir, que lorsqu'un malade est en voie de guérison, alors que par une méthode ou par une autre, après de nombreuses récidives de fièvres d'accès, il est en traitement pour cause d'anasarque consécutive, on le voit souvent avoir un accès de fièvre qu'il ne faut pas prendre pour un retour de la fièvre intermittente. C'est un accès critique, un accès d'élimination, qui a pour but de débarrasser l'économie ou de pousser au dehors la sérosité épanchée dans les lamelles cellulaires. Ce genre d'accès survient quand le malade va déjà beaucoup mieux ; le frisson manque ou il est peu prononcé; il est accompagné d'une diaphorèse de bonne nature, et il ne réclame en aucun cas l'usage des antipériodiques.

Je terminerai ce chapitre par une observation d'anasarque produite par une hydroémie consécutive de nombreuses récidives d'accès de fièvre.

Femme Viguié, âgée de cinquante ans, avait eu plusieurs fois les accès de fièvre; elle était devenue pâle et comme anémique, offrant la couleur propre aux gens qui ont longtemps respiré le mauvais air. Cependant elle vaquait aux travaux ordinaires des champs; elle n'avait pas eu la fièvre depuis plus de six mois, lorsque des paroxysmes tierces et très-violents la reprirent et la forcèrent à appeler le médecin. Les malléoles étaient déjà un peu gonflées. Ma première prescription fut un vomitif et 1 gramme de sulfate de quinine. L'accès ne revint pas, mais du soir au matin l'anasarque fut complet. Les membres pelviens et l'abdomen furent infiltrés de sérosités. Alors le pouls était faible et petit, la peau froide et le ventre complétement indolent. Rien de particulier du côté de la rate et de l'appareil rénal. La langue est bonne, l'appétit médiocre, etc..... Je prescris le *bolus ad quartanam* de Desbois, de Rochefort, et la tisane de racine de persil. Les urines deviennent excessivement abondantes et n'entraînent aucune trace d'albumine. En dix jours, l'anasarque a disparu. Il ne reste plus qu'un peu d'œdème aux malléoles. Mais aussitôt la fièvre revient avec son type tierce. Je fais prendre à la malade 1 centigramme d'arsenic, d'après la méthode de M. Boudin. Après la première dose, l'accès est raccourci ; après la seconde, il manque complétement ; mais l'anasarque revient, et dès le lendemain il avait envahi les membres pelviens et l'abdomen. La figure elle-même était excessivement bouffie. J'ai recours encore au *bolus ad quartanam* et à la tisane de racine de persil, qui procurent un second flux d'urine et conjurent les hydropisies. Mais dès que l'enflure générale a disparu, les fièvres reviennent. La malade en endure plusieurs accès ; elle essaie de plusieurs remèdes vulgaires. Un mois après, je la revois et lui administre de nouveau 1 centigramme d'arsenic. Les paroxysmes périodiques disparaissent, mais l'anasarque reparaît rapidement des pieds jusqu'à la figure. Cherchant alors à instituer une nouvelle médication, je prescrivis un large vésicatoire à l'épigastre et une potion avec 15 grammes d'acétate d'ammoniac, 20 grammes d'oximel scillitique et 20 centigrammes de tartre stibié ; cette potion est bien supportée. Elle est donnée par grandes cuillerées de deux en deux heures, et continuée pendant quatre jours. Cette médication eut un excellent résultat. L'infiltration séreuse disparut promptement, et cette fois-là les accès ne revinrent pas. Cette femme fut dès lors guérie.

CHAPITRE VI.

PRONOSTIC.

Les auteurs de tous les temps et de tous les pays ont considéré la tendance excessive des fièvres intermittentes à récidiver et à se reproduire à la moindre cause, comme l'une des circonstances qui aggravent le plus le pronostic de cette maladie. En effet, sous les coups répétés des rechutes et des récidives, l'organisme s'ébranle, la constitution s'altère, le sang se décompose et devient plus séreux, des collections aqueuses se forment dans les principales cavités, et ainsi dépérit misérablement le malheureux cultivateur miné par les fièvres d'accès. Dans nos contrées exemptes d'eaux stagnantes, les rechutes et les récidives sont tout aussi fréquentes que dans les pays réellement marécageux; cependant il est rare que la mort puisse être considérée comme produite par les désordres successifs du retour trop fréquent de la fièvre. Sous ce point de vue, on peut encore constater que le miasme tellurique des terres cultivées est moins meurtrier, considéré d'une manière générale, que ne le sont les effluves marécageuses des pays tempérés et des pays chauds. En 1838, M. Worms avait démontré que depuis l'occupation de l'Algérie, sur un effectif total de 204,597 hommes, on comptait 16,482 accès et 224,822 entrées à l'hôpital (1). A Rome, il en meurt un sur dix; dans la Bresse, un sur douze (2). Une telle mortalité témoigne d'une grande insalubrité de l'air. Les médecins des départements sous-pyrénéens, où la fièvre n'est due qu'aux émanations de la terre en culture, ne sauraient signaler que quelques décès occasionnés par des cas isolés d'accidents pernicieux ou par des hydropisies consécutives aux rechutes des accès de fièvre. Dans mon canton et dans les années où l'endémie s'est montrée avec le plus d'intensité, je ne saurais porter le chiffre de ce genre de mortalité au delà de sept ou huit.

Il faut toujours se méfier du type double quotidien, c'est-à-dire de tous les types dans lesquels l'intermission est courte, parce qu'en effet ce sont presque toujours les seuls que les fièvres symptômatiques affectent. Aussi, dit M. Grisolle, toutes les fois qu'un malade se plaindra d'éprouver des accès fébriles doubles-quotidiens ou même quotidiens,

(1) Worms, *Exposé des conditions d'hygiène en Afrique*, introduction.

(2) Nepple, *Mouvement de l'hôpital de Montluel*, ouvrage cité, p. 297.

on devra se hâter d'explorer méthodiquement tous les organes, toutes les fonctions, pour s'assurer du véritable caractère des accidents qu'on observe.

Les fièvres intermittentes qui sévissent en automne sont plus rebelles que celles qui se montrent en été ou au printemps. On les garde quelquefois tout l'hiver, et cela tient à ce que le froid de cette saison rappelle la fièvre au moment où les malades semblent en être le mieux débarrassés. Les fièvres quotidiennes, dit M. Maillot, sont plus graves que les autres, en ce sens qu'on a moins de temps, moins d'apyrexie devant soi pour administrer le remède antipériodique; mais puisque plus ou moins de probabilité des rechutes doit seul nous fixer sur la gravité de la maladie, les fièvres quartes sont, à mon sens, les plus détestables que puisse rencontrer le praticien, puisque ce sont celles qui reviennent avec le plus de facilité. On a souvent vu dans nos pays, après de nombreuses rechutes de fièvre quarte, l'organisme devenir insensible à l'action de tous les fébrifuges, et tous les auteurs qui ont écrit sur cette maladie considèrent l'inefficacité des remèdes antipériodiques comme plus mauvaise que la maladie elle-même.

Quoi qu'il en soit et en toute saison, peu de maladies sont plus sujettes que la fièvre intermittente à se reproduire, et ces récidives sont tellement fréquentes qu'elles peuvent être considérées comme presque inévitables, et dans les cas les plus simples cette facilité extrême à se manifester de nouveau constitue seule toute la gravité de la maladie. L'exposition au froid ou à l'humidité, les émotions vives, les aliments indigestes, l'administration des purgatifs autres que le calomel sont les causes ordinaires des rechutes. Il n'est pas vrai que celles-ci soient plus fréquentes après les fièvres guéries par les fébrifuges qu'après celles qui ont cédé spontanément. Ce qui est incontestable, c'est que ce n'est qu'aux dépens des forces générales et de l'intégrité des viscères que se répètent ces rechutes si désolantes pour le malade et si désespérantes pour le médecin. C'est le onzième, le quatorzième ou le vingt et unième jour que les accès reparaissent de préférence. L'observation m'a forcé à reconnaître cette vérité, qui répugnait d'abord à mon esprit et que les médecins qui m'avaient précédé dans le pays avaient rendue populaire.

Les convalescences sont interminables, parce que l'action délétère du miasme tellurique ne cesse pas facilement : la cause essentielle du mal persistant, il n'est pas étonnant que la maladie se reproduise. Si ces rechutes se perpétuent quelquefois pendant des années entières, c'est que le malade n'a pas cessé de respirer le *mauvais air* qui entretient l'endémie dans nos campagnes. Comment isoler nos cultivateurs des émanations malfaisantes de la terre qu'ils travaillent tous les jours? Et cependant ce n'est qu'en les protégeant contre cet ennemi que les remèdes dirigés contre la maladie pourraient devenir efficaces. Dans ce but, l'agriculture me paraît, dans ses perfectionnements modernes, pouvoir se concilier avec les exigences de l'hygiène publique. Nous reviendrons plus tard sur cette question.

La fièvre intermittente est une maladie de tous les âges et de tous les sexes. Elle est très-grave pour les jeunes enfants; elle altère promptement leur constitution, elle détermine facilement des congestions qui ont chez eux une grande tendance à passer à l'état chronique, et qui en Afrique font rapidement passer la fièvre à l'état pernicieux (1). M. Villermé a constaté que la proportion des décès pour les huit départements les plus marécageux de la France, comparée à celle des départements les plus salubres, est de 1,546 à 1,000 (2). Dans les plaines sous-pyrénéennes, tous les ans un certain nombre d'enfants deviennent bouffis sous l'influence de la fièvre intermittente, et succombent dans une espèce de cachexie avec engorgement du mésentère et fièvre continue. Chez eux, la fièvre n'est souvent grave que parce que le caractère périodique passe

(1) Voy. *De la fièvre pernicieuse chez les enfants*, par Semanas, broch. de cent pages. Alger, 1842.

(2) Influence des marais sur la vie. *Annal. d'hyg. publ.*, t. XI, p. 346.

inaperçu pendant les premiers accès. Les trois stades de la fièvre sont mal dessinés, le frisson est insignifiant, les accès anticipent et en peu de jours tout concourt pour simuler une pyrexie continue. Chez les enfants, le signe le plus caractéristique de la maladie, c'est-à-dire le retour périodique des paroxismes, manque très-souvent (1). Sur 1,300 sujets qui ont fourni les éléments de mes observations, figurent 228 enfants âgés de moins de cinq ans.

Comme je n'ai pris note que des fièvres intermittentes simples et dégagées de toute espèce de complications, peu de vieillards se trouvent inscrits sur mes relevés d'observations. Pour eux le pronostic est grave. M. Villermé affirme que de tous les âges, c'est la vieillesse qui résiste le plus à l'action funeste des marais (2). Il y aurait à rechercher comment il se fait que dans les pays marécageux le miasme paludéen est supporté par les hommes très-avancés en âge mieux que ne l'est dans nos contrées le mauvais air qui s'élève au-dessus de nos terres cultivées. Mais ici on observe que chez les vieillards les organes pulmonaires s'engouent dès les premiers accès et mettent tout de suite la vie en danger, ou bien la fièvre devient continue et le malade tombe promp-

(1) Voy. De la fièvre intermitt. chez les très-jeunes enfants, *Journal des connaiss. médic. chirurg.* Avril, 1846.

(2) *Annal. d'hyg. publ.*, même travail.

tement dans un état adynamique qui ne cède pas même au quinquina. Dans mes relevés, je n'ai rencontré que dix octogénaires et soixante personnes seulement qui avaient dépassé l'âge de soixante ans.

Ce n'est pas seulement aux enfants et aux vieillards que les accès intermittents peuvent devenir funestes, ils sont toujours très-graves et bien souvent mortels pour les femmes en état de gestation, ou après leurs couches tant que dure la disposition puerpérale. Dans les nombreuses observations de fièvre intermittente qui se trouvent consignées dans les monographies d'Alibert, de Nepple, de Montfalcon, etc..... plusieurs femmes enceintes sont mentionnées comme ayant succombé à des accidents pernicieux. Mais nulle part l'attention des praticiens n'a été spécialement attirée sur ce point important de pathologie. La science ne leur a pas encore dit qu'ils avaient une surveillance toute particulière à exercer sur les femmes grosses lorsqu'elles sont atteintes d'une affection périodique. Dans le traité de pathologie interne de M. Grisolle, on lit cette phrase vague : « On a vu la fièvre intermittente, quand elle affectait la femme enceinte, provoquer l'avortement ou l'accouchement prématuré, et les enfants naissaient atteints eux-mêmes de fièvre intermittente » (1). Ces paroles ne me

(1) T. I, p. 140.

paraissent pas assez expressives ou du moins suffisantes pour convaincre les médecins de la gravité des accès de fièvre pendant la grossesse. L'art de guérir doit se préoccuper de tout ce qui pourra jeter quelque lumière sur un fait qu'il suffit de signaler pour que la vérification en devienne facile à tous les accoucheurs qui pratiquent dans les pays exposés aux maladies périodiques.

MM. Andral et Gavarret ont analysé le sang des femmes enceintes, et ils ont signalé deux choses importantes à noter : 1° une diminution dans le nombre des globules, qui commence avec la gestation et ne finit qu'avec l'état puerpéral ; 2° une légère augmentation de fibrine qui n'est appréciable que vers le septième mois, mais qui va croissant jusques vers le quinzième jour après l'accouchement. Cette diminution dans le chiffre des globules, dit M. Andral, est parfaitement en rapport avec la décoloration remarquable et la demi-bouffissure de la face que présentent beaucoup de femmes dès qu'elles ont conçu, et si vers la fin de la grossesse, dit encore cet éminent pathologiste, le sang se charge d'un peu plus de fibrine, on comprendra comment le caillot des saignées se couvre d'une couenne inflammatoire, et il y a à réfléchir sur le rapport qui peut exister entre l'espèce de modification que le sang subit alors et le développement de ces accidents spéciaux, d'apparence généralement phlegmasique, qui attaquent si souvent les femmes récemment accouchées (1). M. Becquerel a cherché à expliquer l'état puerperal et les phénomènes morbides si divers qu'il peut présenter par l'altération des liquides préparée par la grossesse. S'appuyant sur ses analyses et sur celles de MM. Devilliers et Regnault, il résume ainsi les altérations du sang produites par la gestation.

1° Diminution des globules et de l'albumine.

2° Augmentation de l'eau, de la fibrine, des matières grasses et des sels alcalins (2).

Si l'empoisonnement par le miasme tellurique, qui a pour résultat, comme nous l'avons démontré au chapitre III°, de rendre le sang plus aqueux, vient à se joindre au travail moléculaire, qui, pendant la grossesse, altère la composition intime du sang, il est évident que l'hydroémie sera bientôt complète, et qu'une tendance marquée aux hydropisies ne tardera pas à fixer l'attention du médecin. — D'une autre part, si l'augmentation de fibrine prédispose aux phlegmasies violentes, sera-t-il étonnant que quelque viscère s'enflamme d'une manière grave pendant la durée d'une de ces réactions qu'on appelle un accès de fièvre? Et voilà pourquoi, vers l'époque du part, la fièvre devient facilement perni-

(1) Voy. *Hématologie*, par Andral, pages 103, 104 et 105.

(2) Voy. *Gazette des hôpitaux*, 1857, 18 août, n° 96.

cieuse, soit parce qu'il se produit instantanément une phlegmasie d'un viscère essentiel, soit parce que les centres nerveux se trouvent, à cause de l'excessive viciation du sang, promptement affectés à un degré tel, que la vie est mise immédiatement en danger.

Du reste, toutes les maladies qui ont pour résultat une dissolution ou un appauvrissement du sang, la rougeole, la scarlatine, la pellagre, le scorbut, etc....., ont été reconnues comme très-dangereuses pour les femmes, lorsqu'elles approchent de la parturition, et il est dit, dans le *Compendium de médecine* (art. scarlatine), que la scarlatine qui se manifeste peu avant ou peu après l'accouchement est toujours suivie d'une mort prompte et sans ressource pour le médecin.

Les accidents graves que l'on a à redouter sous l'influence de la fièvre intermittente pendant le cours de la grossesse et de l'état puerperal, sont : 1° la formation subite d'une collection séreuse générale ou partielle, épanchée dans le tissu cellulaire ou limitée dans la plèvre ou dans le péritoine, ce qui n'est pas toujours mortel, mais ce qui place les femmes dans des conditions tout à fait défavorables au moment de l'accouchement; 2° la perniciosité de la fièvre qui se produit subitement et dès les premiers accès. Le plus souvent la fièvre devient comateuse ou léthargique. Le fœtus sort de l'utérus sans que la mère en ait conscience, sans contractions utérines apparentes, sans écoulement lochial. Alors le faciès est hippocratique, les lèvres et la langue sont décolorées, comme exsangues, et la mort est inévitable.

Voici deux observations que je transcris pour mieux dessiner les deux formes principales d'accidents qui peuvent rendre la fièvre intermittente très-grave pour les femmes enceintes.

I. Fièvre tierce simple observée sur la femme Blois, d'une constitution très-forte et d'un tempérament un peu sanguin. — Je fus appelé pendant le troisième accès, et je trouvai la malade dans la turgescence de la fièvre. Je constatai qu'il n'existait aucune trace d'œdème, que cette femme était grosse de sept mois; je perçus les mouvements actifs du fœtus, et j'entendis distinctement les bruits placentaires. Je prescrivis 70 centigrammes de sulfate de quinine.

Je revis la malade le surlendemain; l'accès de fièvre, qui eût été le quatrième, avait manqué; le sulfate de quinine avait rompu la périodicité; mais quel fut mon étonnement de reconnaître qu'une abondante collection séreuse existait dans la cavité du péritoine, et que les jambes étaient devenues œdématiées. Le ventre avait acquis un volume énorme; la fluctuation était manifeste dans toute la région de l'épigastre.

Deux grammes de nitrate de potasse, donnés chaque jour dans une tisane diurétique, amenèrent un grand flux d'urine claire et limpide, et la collection aqueuse avait presque totalement disparu, lorsque huit jours après des douleurs expulsives se déclarèrent, et le col s'entrouvrit. Considérant que, vu la diathèse séreuse, il y avait avantage à favoriser l'accouchement, je donnai du seigle ergoté, et en une heure un fœtus de sept mois et sans vie fut rejeté au dehors. La poche des eaux n'avait fourni qu'une faible quantité de liquide amniotique. En peu de jours cette femme revint à un état de parfaite santé.

II. La femme Pons, d'une constitution peu forte et grosse de huit mois et demi, fut prise le lundi d'un premier accès de fièvre intermittente. Le second paroxysme se déclara le mercredi, et la malade ayant perdu connaissance dès l'invasion du frisson, je fus appelé pour la voir. Au premier examen, je fus frappé de l'aspect hippocratique de la face, du coma et du stertor que faisait entendre la respiration. Je découvris la malade, et ma surprise ne fut pas médiocre en apercevant entre ses cuisses un fœtus mort, dont les jambes étaient encore engagées dans le vagin. Les assistants et l'accoucheuse, arrivée quelques heures avant moi, n'avaient rien remarqué qui pût leur faire soupçonner que la parturition s'effectuait; — absence de toute espèce d'écoulement lochial; — décoloration complète de la langue et des lèvres. Malgré 2 grammes de sulfate de quinine donnés en lavement et les révulsifs posés à la nuque et aux jambes, cette femme expira la nuit suivante.

J'ai recueilli, dans le cours de ma pratique, plusieurs observations de ce genre. Je crois pouvoir conclure que la grossesse est une mauvaise coïncidence pour la fièvre intermittente. Cependant, je m'empresse de déclarer que cette gravité n'est excessive que vers la fin de la gestation et tant que dure l'état puerpéral. Ainsi, avant le cinquième mois de la grossesse, c'est-à-dire avant que les mouvements actifs du fœtus ne soient faciles à percevoir, la fièvre intermittente ne me paraît présenter aucun danger particulier. Les accès auront beau être violents, la fièvre ne présentera jamais de caractère grave et ne provoquera jamais la mort du produit de la conception, ni des accidents qui puissent être mortels pour la mère. Les dangers, pour l'un et l'autre, ne se produiront que dans les derniers mois de la gestation.

Tel est le fait pratique sur lequel je désire fixer l'attention de mes confrères, et pour le rendre encore plus incontestable, je terminerai ce chapitre en rapportant une troisième observation du même genre.

III. La femme Marquié, grosse de huit mois, s'était accouchée presque sans douleur pendant un second accès de fièvre intermittente. Les suites des couches s'étaient passées assez bien ; mais huit jours après se déclara un accès pernicieux. La malade ayant perdu connaissance et parole, le médecin fut appelé. Je fus frappé de la décoloration de la langue et de la face. La malade semble plongée dans un sommeil profond, si on cherche à l'éveiller, elle pousse un soupir et semble vouloir dire : *Laissez-moi tranquille.* Son aspect me rappelle celui des personnes atteintes d'une commotion cérébrale après une chute sur la tête. Je prescris 1 gramme d'ipécacuanha, qui détermine trois vomissements, et 2 grammes de sulfate de quinine en lavement. Le lendemain, la femme Marquié se trouva mieux ; 10 grammes de quinquina rouge en poudre, donnés pendant trois jours, délayés dans un tasse de vin édulcoré avec une cueillerée de miel, terminèrent la cure de cette grave maladie. Nous étions en septembre 1846.

CHAPITRE VII.

NATURE DE LA MALADIE.

A la surface des terrains tertiaires plus ou moins argileux et livrés à la culture, s'élève un miasme délétère, inconnu dans sa composition chimique, qui s'insinue dans nos organes et y occasionne la fièvre intermittente. Ce miasme s'introduit dans nos tissus par les voies respiratoires. Tous les observateurs sont d'accord à cet égard. Est-ce que ce principe intoxicateur passe en nature dans la masse du sang et y demeure plus ou moins longtemps en simple suspension avant d'en altérer la composition ? Je ne le pense pas. Je crois que le fluide sanguin, au premier contact, se transforme, s'altère à la façon de certaines émulsions qui tournent au contact d'une goutte d'acide. On sait très-bien que par le fait de la piqûre de certains reptiles des pays intertropicaux, le sang de l'homme perd sa fluidité presque aussi rapidement que l'amidon se transforme en glucose au contact de la diastase ; et M. Andral dit expressément que les substances miasmatiques agissent sur notre fluide nourricier à la façon des alcalis, en les rendant moins coagulables (1). Quoi qu'il en soit, le sang, dans la fièvre intermittente, est décomposé, dévié de ses proportions élémentaires. Nous avons assez insisté sur ce point au chapitre III°. Cette altération du liquide régénérateur de nos tissus impressionne anormalement le système nerveux, et par lui détermine la production d'un accès, c'est-à-dire une concentration, une réaction, et une détente qui amène la sueur ou la moiteur terminale du paroxisme. Et la sueur, disent les auteurs du *Compendium de médecine*, est observée dans la plupart des maladies occasionnées par une altération du sang (2). Par cette diaphorèse, le sang se débarrasse en tout ou en partie du principe délétère, et tout rentre dans l'état normal jusqu'à ce que la décomposition du sang ayant repris son cours et étant revenue à un certain degré, il y ait nouvelle intolérance du système nerveux et manifestation d'un nouvel accès.

Le système nerveux et le système sanguin sont étroitement liés entre eux pour l'accomplissement de leurs fonctions : l'un ne se dérange pas sans faire dévier l'autre. C'est dans les capillaires du poumon, animés par leurs nerfs, que le sang se vitalise ; c'est

(1) Voy. *Hématologie*, p. 138.
(2) Art. sang.

aux extrémités vasculaires et nerveuses, combinées dans la substance corticale du cerveau, que s'opèrent les fonctions les plus admirables de cet organe ; c'est aux extrémités périphériques des deux systèmes, extrémités réunies et perdues en quelque sorte dans les tissus des viscères et des organes, que se produisent tous les phénomènes de nutrition et de sécrétion, d'assimilation et d'élimination qui constituent la vie. « Les systèmes circulatoires et nerveux, dit » Foville, s'ils sont isolés ne sont plus que des » instruments admirables dans leur forme, mais » tout à fait nuls dans leur action. Tandis que de » leur réunion ressortent tous les phénomènes d'activité vitale, de même, à peu près, de l'assem» blage des deux éléments d'une pile ressortent des » phénomènes qui nous étonnent, tandis que le zinc » et le cuivre séparés ne présentent plus à notre ob» servation d'autre intérêt que celui d'un morceau » de métal » (1).

C'est par son contact au centre et aux extrémités du système nerveux que le sang, modifié par le miasme tellurique, détermine la manifestation d'un accès périodique. En examinant la succession des phénomènes qui se montrent après l'insertion sous la peau de certains poisons, de la strychnine ou de l'acide prussique, par exemple, on est en droit de

(1) Voy. *Dict. de méd.*, en XV vol., t. XII, art. névrose, p. 57.

conclure que c'est en agissant sur les extrémités sentantes, sur les filets les plus déliés que ces agents déterminent la mort. Des expérimentateurs anglais ont fait passer le sang de la carotide d'un chien empoisonné dans la carotide d'un chien qui ne l'était pas, et ce dernier n'a éprouvé aucun trouble, aucun dérangement. Foville avait constaté que l'acide prussique déposé sur les chairs de la patte d'un lapin, après qu'on a fait soigneusement la ligature de la veine principale du membre, tue l'animal aussi vite que lorsqu'aucune ligature n'a été faite. Il faut admettre dans ces cas une autre voie de communication que celle de la grande circulation (1).

Si le sang vicié par le miasme tellurique influence le système cérébro-spinal, il est difficile qu'il soit sans action sur le système ganglionnaire. Les innombrables anastomoses par lesquelles les ganglions et les plexus sont en rapport avec le système de la vie animale, établissent une dépendance nécessaire entre les deux ordres de nerfs, et Bichat en traitant des différences qui peuvent faire distinguer les deux systèmes nerveux, a reconnu entre eux une corrélation, un consensus qui fait que l'un ne peut être affaibli ou stimulé sans que l'autre ne partage la même impression. Aussi les divers troubles, les diverses perturbations qui caractérisent un accès de

(1) Voy. *Dict. de méd.*, en XV vol., art. cité, p. 60.

fièvre témoignent qu'il y a simultanément désordre dans l'un et dans l'autre système nerveux.

Ces grandes pertubations de la calorification, ces sécrétions suspendues et plus tard excitées outre mesure, font voir que le point de départ est multiple et qu'il procède de l'axe cérébro-spinal et de la chaîne ganglionnaire. Le plus habile expérimentateur de notre temps, M. Claude Bernard, a mis en lumière ce double fait, à savoir que la lésion des centres nerveux céphalo-rachidiens entraîne constamment le refroidissement, la soustraction du calorique aux parties qui lui empruntent l'activité vitale, tandis qu'en agissant sur le grand sympathique, on produit un phénomène inverse, c'est-à-dire une élévation de température très-rapide et très-facile à constater (1). Il ressort des expériences de Brachet que le système ganglionnaire préside aux fonctions de la vie organique, à toutes celles qui concourent à la nutrition de nos tissus; n'est-il pas évident que le spasme du cœur qui produit une concentration irrécusable, une anémie de la peau, manifeste, au début de l'accès, une rareté de toutes les sécrétions; et plus tard cette abondante exhalation de sueur nous indique que positivement le système ganglionnaire a été influencé par le miasme tellurique.

(1) Voy. *Leçons sur la physiol. du syst. nerveux*. 1858, t. II.

Nous avons dit que ce miasme tellurique était, selon toutes les probabilités, formé par un composé de carbonne. Or, si nous étudions dans les ouvrages spéciaux quelle est l'action des gaz plus ou moins carbonnés sur l'économie animale, nous verrons qu'ils exercent tous une action délétère spéciale sur tous les êtres vivants. Les oxides de carbonne, les hydrogènes combinés avec des proportions diverses de carbonne, les vapeurs du charbon, les vapeurs du sulfure de carbonne dont M. Delpech nous a récemment fait connaître les funestes effets sur les ouvriers occupés à la fabrication des objets en caoutchouc, en un mot, tous les principes carbonnés déterminent des frissons, des tremblements, des troubles du système nerveux et à la longue, c'est-à-dire lorsque l'empoisonnement est chronique, des dérangements des fonctions digestives, une décoloration spéciale de la peau, le teint terreux, etc. ..... Ce n'est donc ni par une action stimulante, ni par une action franchement débilitante que les émanations des terres cultivées transportées dans le torrent de la circulation, vont enrayer les fonctions des deux systèmes nerveux. Elles exercent sur l'une et sur l'autre une action spéciale, et qui produit cette névrose toute particulière qu'on appelle la *fièvre intermittente.* Si l'accès se bornait seulement au premier stade, ce ne serait qu'une névrose, et ceux qui ont étudié cette maladie seraient tombés facilement d'accord sur sa nature. Mais après ce stade commence la réaction, c'est-à-dire la révolte de tous les viscères contre la sédation générale qu'ils ont subie de la part des nerfs qui les influencent : la fièvre s'allume pendant quelques heures, puis les pores de la peau s'ouvrent, toutes les sécrétions entrent en jeu, l'économie se débarrasse du principe délétère ; mais elle en retient toujours assez pour agir à la façon d'un ferment, qui fait recommencer la décomposition du sang. Selon des circonstances qui n'ont pu être encore exactement appréciées, un ou deux ou plusieurs jours sont nécessaires pour ramener la décomposition du sang jusqu'au point où son contact exerce une nouvelle action délétère sur les nerfs de la vie animale et de la vie organique ; alors la névrose, c'est-à-dire les phénomènes initiaux d'un accès de fièvre, se montrent de nouveau, et après eux la réaction fébrile ; et ainsi s'établissent toutes les fièvres intermittentes, c'est-à-dire les fièvres à retour périodique.

Il ne faut pas confondre la réaction inflammatoire, la révolte angioténique qui caractérise le second stade d'un accès avec la fièvre intermittente elle-même, avec l'intoxication tellurique : la variole s'accompagne de réactions inflammatoires du côté de la peau et souvent du côté des viscères, la syphilis s'accompagne de troubles fonctionnels profonds et souvent de l'inflammation du tissu osseux ; mais la pustule variolique, mais l'ostéite ne constituent pas le virus varioleux ou le virus syphilitique.

Les malades que l'on saigne pendant l'apyrexie offrent un sang noir, peu pesant, à caillot molasse; pendant l'accès tout change : sang rouge, consistant, pesant, couenne plastique, épaisse et bien formée. Ce qui indique qu'il y a disposition phlegmasique, et que dès lors la fibrine qui manquait se reconstitue; car M. Andral a démontré que l'inflammation engendre la fibrine (1). Ainsi une maladie franchement inflammatoire peut se déclarer chez un individu dont la constitution est déjà ruinée par la fièvre intermittente, et si le cas exige la saignée, on pourra observer la formation d'une couenne inflammatoire. — Exemple : Jean Crouzat, valet de ferme, avait depuis neuf mois des accès de fièvre, tantôt quartes, tantôt tierces, lorsqu'en avril 1846 il fut pris d'une fluxion de poitrine des plus violentes. Cet homme, à la fleur de l'âge, était devenu maigre, très-faible, et avait le teint jaunâtre des personnes ravagées par les fièvres d'accès. Cinq jours avant il avait eu un accès, et il avait pris du sulfate de quinine, lorsque après s'être exposé à un vent froid, il fut pris d'un double point au côté. L'auscultation me fit connaître que les deux poumons étaient hépatisés à leur base. Deux saignées et

(1) Voy. *Hématologie*, pages 75 et 80.

le kermès à haute dose furent employés pour obtenir la résolution de cet engorgement phlegmasique. A chaque saignée le sang se couvrit d'une magnifique couenne inflammatoire, et après quinze jours de convalescence la fièvre périodique reparut, et ne céda qu'à l'emploi du *bolus ad quartanam* de Desbois de Rochefort.

Si l'altération du sang qu'on observe chez les habitants des pays où se produit le miasme tellurique détermine une impression délétère spéciale sur les deux systèmes nerveux, est-ce l'apparition des accès périodiques qui doit nous étonner? non sans doute. Il est des cas où la relation de cause à effet est moins facile à saisir, moins manifeste. Avec certaines lésions organiques la fièvre semble parfois être symptomatique, et il est permis de se demander si, dans certains cas, les accès ne tiennent qu'à une fâcheuse impression sur le système nerveux. Ainsi, après l'introduction d'une sonde, vous verrez souvent des accès intermittents survenir et céder promptement au quinquina. Il n'y a rien d'impossible, dit M. Grisolle, que dans l'espèce une bougie introduite dans l'urètre d'un sujet impressionnable produise une fièvre intermittente, non par l'irritation mécanique du canal, mais par une influence toute spéciale sur le système nerveux; de même qu'on voit la même maladie se montrer chez des sujets particulièrement prédisposés, à l'occasion d'une frayeur, d'une émotion morale, d'une indigestion, etc., circonstances qui n'ont agi ici que comme cause simplement occasionnelle. Il est à croire que la suppression des accès par le quinquina, tandis que la maladie primitive suit son cours, doit démontrer que la fièvre intermittente n'est qu'un accident sans conjonction réelle d'identité avec l'affection qu'elle est venue compliquer (1).

Itard avait noté la concomittance de la fièvre intermittente à forme ataxique avec l'otite ; ce qui s'explique par l'impression excessivement douloureuse qu'occasionne cette dernière maladie. On a vu des accès intermittents survenir après des lésions traumatiques graves de l'encéphale et se mélanger avec les symptômes de la commotion cérébrale (2). Dans ces cas la sensibilité, atteinte dans son foyer, révèle sa souffrance par des exacerbations périodiques. M. Baud, dans son mémoire sur l'emploi de l'hydro-ferro-cyanate d'urée et de potasse, rapporte l'histoire d'un enfant qui fut pris d'accès de fièvres périodiques après une chute sur la tête (3). J'ai moi-même vu deux fois l'intermittence de la fièvre se montrer et céder au sulfate de quinine dans la convalescence de plaies de tête avec perte de substance

(1) Voy. *Traité de pathol. interne*, par Grisolle, t. I, p. 156.
(2) Voy. Nepple, ouvrage cité, obs. XLIX, p. 279.
(3) *Nouveau traité des maladies périodiques*, Paris, 1850, p. 48.

d'une portion du pariétal et issue d'une petite quantité de pulpe cérébrale écrasée.

On a dit que l'anémie déterminait souvent des céphalalgies et des névralgies atroces; on s'est appuyé pour expliquer ces souffrances du système nerveux sur le fameux *sanguis moderator nervorum;* mais certaines névralgies, en se mélangeant avec certains accès périodiques, témoignent de la nature nerveuse de ces derniers. Pinel, qui avait jeté une grande confusion sur les fièvres intermittentes, cite un cas de névralgie cédant la place à une fièvre intermittente. Il s'agit d'une femme que tourmentait depuis longtemps une double névralgie faciale et sciatique. Elle eut une fièvre tierce, on la traita par le quinquina et elle fut débarrassée de sa fièvre intermittente et de ses névralgies (1). Dans ce moment je viens de soigner une femme atteinte d'une névralgie sciatique qui avait résisté à tous les moyens ordinaires. Son mari ayant remarqué un léger frisson et une exacerbation de la douleur se reproduisant tous les soirs à la même heure, je lui administrai des pilules composées avec la quinine et l'extrait thébaïque, et ma malade a été délivrée d'une affection des plus douloureuses et qui durait depuis trois mois.

La physiologie pathologique et la clinique con-

(1) Voy. *Médecine clinique*, p. 152.

courent donc à démontrer que, dans les maladies occasionnées par la respiration des miasmes telluriques, il existe une relation parfaitement saisissable entre l'altération du sang produite par l'intoxication et l'impression de ce sang vicié sur les deux systèmes nerveux. Cela est si vrai, que ce n'est pas seulement dans l'espèce qui nous occupe qu'on voit apparaître des accès périodiques. On les a vus se montrer dans quelques cas où on a pu constater la suppression ou la résorption de certaines sécrétions, dont le maintien normal est une condition indispensable pour la normalité du sang. La résorption de l'urine ou de tout autre sécrétion excrémentitielle est reconnue capable de provoquer une véritable intoxication du fluide sanguin. « Il y a à peine quel-
» ques années, s'écrie M. Boudin, qui a écrit quel-
» ques pages remarquables sur cette question, une
» génération entière de médecins excluait de la pra-
» tique, la manne, l'huile de ricin et jusqu'à l'inno-
» cente eau de poulet, de crainte de produire une
» gastro-entérite, et l'on voudrait aujourd'hui refu-
» ser à un sang vicié par la présence des sels, des
» acides et de la matière animale de la sueur, la
» propriété de produire la moindre petite irrita-
» tion. » (1)

On peut encore voir survenir l'intermittence fé-

(1) Ouvrage cité, p. 226.

brile, lorsque, pour une cause ou pour une autre, la sécrétion de la bile est plus ou moins perturbée. En effet, dans nos climats et dans la saison où règnent ordinairement les fièvres intermittentes, les fonctions du foie sont souvent dérangées et aussi nous voyons fréquemment les accès de fièvre coïncider avec des désordres bilieux plus ou moins manifestes : Peut-être alors l'économie suit-elle un cercle vicieux ; car à l'altération du sang occasionnée par l'absorption du miasme tellurique succède ou se joint celle qui est produite par la résorption des matériaux de la bile, et lorsque l'une tendrait à diminuer ou à guérir, l'autre tend à s'aggraver ou à se perpétuer. En effet, d'après les recherches de M. Claude Bernard, le foie peut être considéré, en un certain sens, comme un organe d'hématose. Les substances alimentaires absorbées par les veines — à l'exception des matières grasses qui passent par les vaisseaux chilifères — subissent, dans la glande hépatique, une élaboration particulière qui transforme l'albumine en fibrine et d'où résulte la formation de matière sucrée, de graisse, de bile, etc..... Dès lors on comprend aisément que la composition du sang soit modifiée par les troubles qui surviennent dans les fonctions du foie. Lorsque la sécrétion de la bile est presque complétement suspendue, tous ses éléments se répandent dans le sang; et ce fluide empoisonné, dévié de sa composition normale, influence la masse cérébrale et tous les nerfs d'une manière fâcheuse. C'est ainsi que se produit l'apoplexie gastrique dont l'existence n'est plus contestée ; dans de semblables conditions les malades peuvent tomber dans un état de coma, sans que pour cela il y ait méningite (1) et alors aussi peuvent se montrer des accès périodiques. En effet, l'état bilieux simple, tout aussi bien que l'ictère symptomatique d'une lésion organique du foie peut donner lieu à des retours périodiques de la fièvre. Ce qui s'explique par la viciation du sang et par le contact de ce sang vicié sur les deux systèmes nerveux.

Des accès périodiques peuvent aussi se montrer toutes les fois que dans l'organisme s'opère un travail intime tel que celui qui précède ou accompagne le ramollissement des tubercules, tel que celui qui préside aux crises goutteuses ou rhumatismales, à certaines pyohémies ou résorptions purulentes, etc.... Voici un exemple d'une fièvre intermittente qui ne reconnaissait pas pour cause une intoxication tellurique et qui ne peut être expliquée que par la perturbation jetée dans l'organisme par une suppression menstruelle.

Mme C..... âgée de 42 ans, forte et robuste, jusqu'alors bien réglée et bien portante, éprouva sans cause connue une suppression menstruelle, et quelques jours après se manifesta une grande lassitude

(1) Voy. *De la Méningite tuberculeuse*, par Hahn, p. 54, obs. IX.

avec état fébrile et une éruption anormale sur les membres. Après quelques jours l'éruption disparut et la fièvre prit une marche périodique, à type tierce, avec frisson bien marqué, chaleur et sueur. Les préparations diverses de quinquina, d'opium, d'arsenic, etc.... n'eurent aucune action contre cette périodicité : La malade conservait son appétit et son teint ordinaires, la fièvre ne désemparait pas, on l'abandonna à elle-même et elle disparut; lorsque au mois suivant, à son époque régulière, l'écoulement menstruel se rétablit de lui-même. Cette femme reprit alors sa bonne santé habituelle et ses mois n'ont cessé de se reproduire que quatre ans après.

Qu'il me soit permis de citer, extraite du bulletin de thérapeutique (1), une observation qui offre quelque analogie avec la précédente.

Il s'agit d'une femme de quarante-cinq ans....... depuis plus d'un an les menstrues étaient supprimées et, comme il arrive bien souvent en cette circonstance, des accidents à physionomie très-variée, s'étaient manifestés plusieurs fois et avaient mis la malade dans un état valétudinaire qui n'était ni la santé ni la maladie. Depuis quelques jours cette femme se trouvait être en proie à des troubles fonctionnels, vagues, paraissant et disparaissant alternativement sans qu'on pût trouver dans aucun or-

(1) T. XV, année 1838, p. 142.

gane la raison des phénomènes observés, lorsqu'une fièvre intermittente quotidienne, avec ses trois stades bien dessinés, se déclara. Ces accès périodiques ne furent pas combattus et aboutirent à une menstruation très-abondante, qui mit fin à la fièvre intermittente, et aux accidents fort pénibles qui tourmentaient la malade depuis un temps assez long.

J'ai vu une fièvre intermittente résister pendant six mois à toutes les médications et cesser avec l'apparition d'un abcès froid au genoux.

Dans tous ces cas vous n'observerez ni le teint jaune terreux de la peau, ni la fétidité de la sueur propres aux maladies occasionnées par l'empoisonnement tellurique. Ici la fièvre intermittente n'est qu'une fonction physiologique, accidentelle, obligatoire pour l'organisme et que le médecin doit souvent abandonner à elle-même.

Tels sont les divers états pathologiques qui accompagnent, si tout au moins ils ne produisent pas la fièvre intermittente; mais pour aller plus avant dans la connaissance de la nature de cette maladie, on a examiné les rapports ou les affinités et les répulsions qu'elle pouvait avoir avec d'autres maladies bien connues. Ainsi, dans ces derniers temps on avait prétendu qu'elle offrait un antagonisme marqué avec la phthisie pulmonaire et avec la fièvre typhoïde. On avait prétendu qu'elle était de la même nature que la dyssenterie, et qu'avec cette dernière maladie on pouvait voir les deux affections alterner et se substituer l'une à l'autre.

Cette opinion a été brillamment défendue par M. Boudin, l'un des plus érudits de nos chirurgiens militaires. Mes premières recherches sur cette question m'avaient semblé conformes aux propositions de ce savant pathologiste; mais aujourd'hui, mieux éclairé, je me vois à regret en désaccord avec cet honorable collègue dont je respecte la sincérité scientifique et le grand talent d'observation et d'exposition.

Examinons donc s'il y a antagonisme entre les affections périodiques, la fièvre typhoïde, et la phthisie pulmonaire, nous chercherons ensuite à découvrir s'il existerait réellement une sorte d'affinité ou de parenté entre la fièvre intermittente et la dyssenterie.

Pour la fièvre typhoïde, M. Boudin a pris pour un antagonisme ce qui n'est qu'une impossibilité pathologique. Deux maladies ne sauraient être longtemps et simultanément dominantes dans une même contrée, surtout lorsque les deux affections offrent un fond morbide qui n'est pas le même. Ainsi, dans les deux affections il y a altération du sang, mais dans l'une les changements portent sur les globules, et dans l'autre ils portent sur la fibrine. Il y a donc entre ces deux états pathologiques une différence radicale. Ils s'excluent l'un par l'autre. Lorsque l'une de ces maladies règne, l'autre est obligée de lui céder le pas. Et d'ailleurs, pendant une même saison épidémique, c'est-à-dire sous l'influence des mêmes causes atmosphériques, il ne peut y avoir deux centres de fluxions à la fois. Les causes qui seraient favorables à l'une seraient contraires à l'autre. Toute une population ne peut être simultanément ravagée par la fièvre typhoïde et par la fièvre intermittente. Ce ne sont pas les mêmes agents extérieurs qui hâtent le développement de ces deux maladies; s'il en était autrement, l'espèce humaine pourrait, dans certaines contrées, être anéantie, si elle était attaquée par les deux maladies à la fois. Avant l'apparition de l'oïdium et des autres maladies des végétaux, qui ont commencé à se montrer dans nos contrées en 1850, la fièvre intermittente était endémique dans mon canton, et la fièvre typhoïde ne s'y montrait que très-exceptionnellement; vers 1850 les conditions thermométriques, hygrométriques et azonométriques ont dû éprouver des changements plus ou moins réels, et il y a eu un revirement subit dans notre pathogénie territoriale. A la fièvre intermittente a succédé tout à coup la fièvre typhoïde, envahissant d'abord les petits hameaux et attaquant ensuite les habitations isolées. Dès les premières années de son invasion, elle affecta une forme ataxo-adynamique très-grave; peu à peu elle a perdu de cette extrême gravité, elle a pris la forme muqueuse, et depuis plusieurs années elle persiste à se reproduire à chaque automne avec l'opiniâtreté d'une maladie endémique. Ce n'est donc pas ici le cas de grouper des chiffres. L'observation de ce qui s'est passé depuis vingt ans et le gros bon sens qu'on devrait invoquer quelquefois, font voir que deux maladies différentes ne peuvent pas être endémiques à la même époque et dans le même pays. Lorsqu'il y a dix ans nos populations rurales étaient affaiblies et ruinées par les accès de fièvres, ce n'eût été qu'au prix d'une destruction complète que la fièvre typhoïde eût pu prendre place à côté de la fièvre intermittente et devenir endémique avec elle. On peut bien observer des cas isolés de fièvre typhoïde dans les pays empoisonnés par le miasme paludéen ou par le miasme tellurique, mais on ne la verra jamais se disputer l'endémicité avec la fièvre intermittente.

Voyons ce qu'on doit penser de l'antagonisme de celle-ci avec la phthisie pulmonaire. Ici encore M. Boudin a pris pour un fait de répulsion réciproque ce qui en réalité n'est qu'une impossibilité morbide. M. Paul de Mignot, n'envisageant la question qu'au point de vue de la pathologie générale, a judicieusement fait observer que « dans les fièvres intermittentes le travail morbide et les efforts d'élimination se portant le plus souvent vers le foie et

» la rate, le poumon ne saurait être engagé, puis» que la nature ne veut pas que plusieurs organes » soient atteints simultanément » (1). D'ailleurs, dit M. Littré, la cause miasmatique a une telle puissance dans les lieux où elle existe, qu'elle en chasse toutes les maladies autres que celles qui lui sont subordonnées. Comparons la somme totale des décès par la phthisie pulmonaire observés, soit dix ans avant l'apparition de l'oïdium, soit dix ans après. Avant 1850, c'est-à-dire avant la maladie des pommes de terre et de la vigne, la fièvre intermittente dominait à elle seule la pathologie de nos contrées sous-pyrénéennes, elle y régnait en souveraine, elle en chassait les autres affections, elle jetait même une certaine perturbation dans nos travaux agricoles; mais à mesure que les végétaux sont devenus malades, la fièvre d'accès a perdu de sa fréquence. En 1852 elle était déjà rare. Pendant quelques années on ne l'a observée que de loin en loin, et le génie de la périodicité ne se montrait que très-rarement. Eh bien! en comparant la somme des décès pour tout le canton dans les dix années qui ont précédé la cessation du règne des fièvres intermittentes avec ceux occasionnés par la phthisie pulmonaire, la proportion est de un sur 20,067 (2). De-

(1) Voy. *Bulletin méd. de Bordeaux*, t. XIII, p. 130, année 1846.
(2) Voir notre *Topographie du canton de Rabastens*, p. 170.

puis 1850, c'est-à-dire depuis que la fièvre typhoïde a commencé à se substituer aux affections périodiques et pour une égale période de dix ans, la proportion n'est plus que de un sur 30,019. Ces chiffres sont tout à fait en opposition avec les statistiques de M. Boudin. Mais ils ont une valeur d'autant plus positive, qu'ils ont été recueillis dans une localité plus circonscrite. Il serait à désirer que de semblables recherches fussent entreprises dans toutes les communes exposées aux fièvres d'accès. Ces relevés partiels offriraient plus de garantie que ceux qui embrassent tout un empire ou tout un continent. Mais que peuvent prouver les chiffres et les statistiques en semblable question. Ils ne peuvent pas même être invoqués à titre de simple renseignement; ils exposeraient à erreur dans une discussion qui ne doit être éclairée que par le bon sens pratique et par la notoriété médicale. Nul ne contestera que la fièvre intermittente et la phthisie pulmonaire ne puissent se montrer simultanément dans un même pays, il s'agit seulement de savoir si la fonte tuberculeuse est favorisée ou empêchée par la cachexie que produisent les fièvres d'accès. La question ainsi posée ne peut être jugée que par l'appréciation pratique des médecins, qui exercent dans les localités où règnent endémiquement les fièvres intermittentes. Que l'on demande à ces praticiens s'ils ont vu la phthisie pulmonaire se développer chez ces hommes dévastés par la fièvre tellurique dont la face est bouffie, le teint décoloré, le ventre tuméfié, etc. Ils répondront tous par la négative. Mais cela ne veut pas dire que la phthisie pulmonaire ne puisse être observée chez un grand nombre de sujets qui habitent un pays ravagé par les maladies paludéennes ou telluriques. Seulement cela doit se rencontrer rarement, parce que lorsqu'une maladie quelconque prend un caractère épidémique ou endémique, elle chasse toutes les autres. Il ne s'agit donc pas ici d'un fait d'antagonisme, il y a seulement une impossibilité pathologique. Cependant pour épuiser cette question, en la considérant dans le fonds de l'organisme humain, nous ferons remarquer que si la fibrine tend à diminuer et si la partie séreuse du sang est accrue chez les anciens fébricitants, une diminution de sérum et une augmentation de fibrine, au contraire, se produisent chez les malheureux qui succombent à cette longue agonie qu'on appelle la phthisie pulmonaire. A tel point que M. Andral nous apprend que « à » mesure que la tuberculisation des poumons par» court ses diverses périodes, plusieurs organes pré» sentent une disposition de plus en plus marquée » à se congestionner » (1). Ainsi, pour les fiévreux, disposition à l'hydropisie et à l'anasarque, et pour les poitrinaires, tendance à l'amaigrissement et im-

(1) Voy. Laennec, *Auscultation*, édit. Andral, t. II, p. 281.

minence de phlegmasie dans presque tous les viscères.

Mais revenons à notre point de départ. Lorsque avant les maladies des végétaux, la fièvre intermittente régnait en souveraine dans nos contrées, la fièvre typhoïde était à peu près inconnue et la phthisie pulmonaire assez fréquente; depuis que les fièvres d'accès ont disparu, la fièvre typhoïde à forme ataxo-adynamique ou à forme muqueuse, a envahi tous nos hameaux, nos bourgs et nos villages, et nous ne voyons presque plus de poitrinaires. Invoquerait-on un autre antagonisme encore plus fort entre la fièvre typhoïde et la phthisie pulmonaire. Ce n'est pas l'avis de M. Boudin qui, dans un de ses derniers écrits, semble avoir divisé la pathologie de tout le globe en deux catégories : 1° Les pays à fièvres typhoïdes, remarquables par le développement fréquent de la diathèse tuberculeuse; 2° Les contrées à fièvre intermittente avec absence presque absolue de la consomption pulmonaire. Ce qui démontre qu'en fait de statistique il ne faut pas se hâter de conclure, au moins en semblable matière. En effet, s'il est vrai, selon la doctrine de Sydenham, que les constitutions médicales propres à tout un pays changent tous les six ou huit ans, faut-il observer plusieurs années consécutives et avoir assisté à ces changements de constitution médicale avant de pouvoir dire si telle maladie exclut ou n'exclut pas telle autre maladie.

Pour la dyssenterie que j'ai vue se reproduire épidémiquement tous les trois ou quatre ans, soit dans la période décennale marquée par la haute puissance du miasme tellurique qui nous procurait la fièvre intermittente, soit dans la période décennale qui a suivi et qui était caractérisée par la domination de l'affection dite typhoïde ; pour la dyssenterie, dis-je, M. Boudin, — dont j'estime très-haut l'autorité parce que dans sa glorieuse carrière militaire il lui a été donné d'observer sous des latitudes les plus diverses — me paraît avoir exagéré l'importance de certaines coïncidences en édifiant toute une théorie tendant à prouver que la dyssenterie doit être considérée comme engendrée par le même principe que les affections paludéennes, comme la congénère, la parente ou l'alliée de la fièvre intermittente. J'ai vu dans le cours de ma pratique des épidémies de dyssenterie coïncider avec la fréquence comme avec la rareté de la fièvre intermittente. Je l'ai vue, en 1859, marcher d'un pas égal avec la fièvre typhoïde à forme muqueuse, et Lepec de la Cloture l'avait vue se mélanger pendant les années 1763, 1764 et 1765, avec les constitutions médicales, catarrhales, bilieuses et milliaires (1).

(1) Voy. l'ouvrage de Max. Simon sur Lepec de la Clôture, p. 220.

Dans un excellent travail, M. le docteur Catteloup a parfaitement établi une séparation étiologique bien tranchée entre les maladies paludéennes et la dyssenterie de l'Algérie. Il a vu la dyssenterie persister là où les travaux d'assainissement avaient fait disparaître les fièvres intermittentes. Il fait observer que, si la dyssenterie n'était qu'une forme variée de l'impaludation, il serait fort extraordinaire de trouver, en Afrique, cette maladie dans certaines localités dégagées de tout autre symptôme qui rappelle l'origine miasmatique du mal. Les dyssentériques les plus débilités n'offrent pas l'empreinte caractéristique que le miasme pose sur la physionomie de ceux qu'il a plus ou moins empoisonnés, et l'absence de ce cachet particulier, l'absence de cette altération toute particulière de la peau différencie, à première vue, les maladies paludéennes d'avec la dyssenterie (1). Aussi, Rœderer et Wagler me paraissent avoir tout confondu lorsqu'ils ont dit que *la dyssenterie était la fille de la fièvre intermittente* (2).

De quelque façon qu'on interprète cette proposition, elle ne saurait être dans notre appréciation qu'une erreur pathologique. Jamais la dyssenterie

(1) Voy. *Journal de méd. et de chirurg. de Toulouse*, année 1853, p. 331.

(2) *De morb. mucos.*, p. 28.

caractérisée par des selles sanguinolentes et par le ténesme du rectum ne nous paraîtra une maladie analogue à la fièvre intermittente. Ces deux maladies diffèrent entre elles par leur siége, par leur phénomènes et par leur traitement.

1° Et d'abord dans la dyssenterie, aucun pathologiste n'a signalé une altération du sang semblable à celle qui a été constatée chez les personnes qui ont longtemps souffert de la fièvre intermittente. Chez les dyssentériques, le sang riche en fibrine se couvre d'une couenne inflammatoire très-prononcée, l'émaciation est prompte et rapide, et nous avons déjà dit que les malades influencés par le miasme tellurique perdaient en fibrine, gagnaient en sérum, et que leur sang ne se couvrait d'une couenne bien marquée qu'autant qu'ils étaient saignés pendant une réaction fébrile (Voir plus haut page 159). L'engorgement de la rate, la réplétion du système veineux n'ont jamais été vus à l'autopsie des individus morts de la dyssenterie; chez ceux-ci on ne trouve qu'une inflammation spéciale du gros intestin, injection rouge et ramollissement de la muqueuse, du colon et du rectum, ulcération des cryptes muqueux, exsudation pseudo-membraneuse, etc., etc.... Aussi cette maladie me paraît, quant à ses lésions anatomiques, plus analogue de la fièvre typhoïde que de la fièvre intermittente. Pour moi, la dyssenterie est une espèce de typhus ayant son siége dans le colon et le rectum, comme la dothinentérie a le sien dans l'intestin grêle.

2° La dyssenterie sévit presque toujours épidémiquement, rarement elle est endémique, tandis que la fièvre intermittente d'origine paludéenne ou d'origine tellurique est toujours une maladie endémique. La dyssenterie est essentiellement continue dans ses symptômes ; ceux-ci peuvent alterner avec ceux de la fièvre intermittente, comme la fièvre intermittente peut elle-même alterner avec des maladies qui ne sauraient lui être raisonnablement assimilées, telles que la folie, l'épilepsie, l'ophtalmie purulente (1). Non-seulement, par l'effet du hasard, la dyssenterie peut alterner avec les accès de fièvre, mais encore ces deux affections peuvent exister simultanément, comme on voit la bronchite ou toute autre maladie sporadique ou épidémique se développer chez les chlorotiques, chez les syphilitiques, chez les ouvriers influencés par le plomb, etc...., sans que ces maladies intercurrentes puissent être considérées comme produites par la chlorose, par le vice syphilitique, par l'intoxication saturnine, etc.... Du reste il ne faut pas confondre la dyssenterie marchant de pair avec les accès de fièvre, avec la fièvre intermittente pernicieuse dyssentérique. Dans l'espèce que nous voulons désigner, il s'agit seule-

(1) Voir *Journal de Lucas-Championnière*, année 1846, p. 348.

ment d'une coïncidence de la fièvre endémique avec une colite spéciale. Dans la fièvre intermittente pernicieuse à forme dyssentérique le pronostic est bien plus grave, parce que à chaque accès se reproduisent une concentration et une sorte de réaction délétère qui porte sur le gros intestin avec une telle intensité que la mort peut survenir au second ou au troisième paroxisme.

3° M. Boudin, pour prouver l'identité de nature de toutes les affections périodiques, invoque le fameux *naturam morborum curationes ostendunt* (1), attendu qu'il est admis qu'elles ont toutes à peu près le même traitement. Or, la dyssenterie ne guérit pas par le *quinquina*, tandis que l'utilité de ce remède contre toutes les variétés de la fièvre intermittente est reconnue par les médecins de tout l'univers. Il est donc impossible d'admettre que les maladies paludéennes ou telluriques forment, dans leur phénoménisation diverse, les anneaux d'une même chaîne ayant les accès de fièvre à un bout et la dyssenterie à l'autre.

Au surplus, cette dernière affection est de tous les pays, de tous les climats; la fièvre intermittente est le plus ordinairement cantonnée dans certaines localités, dans certaines provinces. Que si l'on par-

(1) Voy. ouvrage cité, p. 160.

court l'énumération de cinquante épidémies de dyssenteries observées depuis les temps les plus reculés jusqu'à nos jours (1), on reconnaîtra que la dyssenterie se trouve sous toutes les latitudes, sous les tropiques et chez les peuplades voisines du pôle. Les fièvres paludéennes ne remontent pas si haut ; elles ne dépassent guère le 67e degré de latitude nord (2). Les fièvres d'origine tellurique, c'est-à-dire celles des pays exempts de marais, celles qui ne sont occasionnées que par les émanations de la terre cultivée, ne doivent probablement pas remonter aussi haut, puisqu'il faut, ainsi que nous l'avons dit au chapitre consacré à l'étiologie, une température moyenne entre 10 et 12°, pour que l'évaporation tellurique ait lieu (voy. p. 51).

D'une ligne isotherme à l'autre, les maladies se modifient ou se transforment : les unes acquièrent de la gravité, les autres de la bénignité. Les effets produits sur l'organisme sont tantôt plus profonds et plus durables, tantôt peu graves et fugitifs. Qui oserait comparer les fièvres ou plutôt les cachexies de la Bresse, décrites par Nepple, avec les accès de fièvres du bassin sous-pyrénéen ? Qui oserait mettre en parallèle les fièvres intermittentes de notre empire avec celles de Rome ou de l'Algé-

(1) Voy. Ozamen. *Hist. méd. des mal. épid.*, t. III, p. 281.
(2) Voy. Boudin, *Géog. méd.*, p. 16.

rie ? Les endémies italiennes ou africaines sont autrement puissantes que celles de nos départements méridionaux, et si je ne m'abuse, leur antagonisme avec telle ou telle maladie, s'il existe réellement, doit être proportionnel à la nocuité et à la diffusibilité des effluves qui produisent l'endémie. Aussi, dans ces questions d'antagonisme ou d'affinité d'une maladie avec une autre, la méthode numérique est exposée à des appréciations plus ou moins fausses. Les unités ne sont pas les mêmes lorsqu'elles sont relevées dans des contrées différentes. Ce qui peut être vrai au voisinage des marais pontins est faux dans les climats tempérés et variables du sud-ouest de la France. Ce qui est vrai pour une période de dix ans est faux pour les dix années qui suivent. Les émanations de nos terres argileuses, partout travaillées et défrichées, ne produisent en général que des maladies peu graves, comparativement à celles des pays chauds. Elles n'en sont pas moins caractérisées, comme nous espérons l'avoir fait comprendre en ce chapitre, par une altération du sang, et cette altération du sang a pour résultat d'impressionner les deux systèmes nerveux d'une manière telle, qu'ils souffrent, et que leurs souffrances étant intermittentes, les réactions qui en sont la conséquence doivent l'être aussi. Voilà ce que l'observation et la méditation m'ont appris sur la nature des affections périodiques. Leur affinité ou leur antagonisme avec d'autres maladies ne sont que très-mal connues ou tout à fait ignorées, et ne sauraient être invoquées pour mieux apprécier la véritable nature de la fièvre intermittente.

CHAPITRE VIII.

TRAITEMENT.

La fièvre intermittente étant composée essentiellement, quant à sa forme, du paroxysme ou de l'accès et du temps de rémission ou de l'apyrexie, nous devons commencer ce chapitre par quelques conseils sur ce qu'il faut faire pendant la durée d'un accès.

Si le médecin survient pendant le *stade de froid*, il doit par tous les moyens indiqués par l'expérience favoriser la réaction : il conseillera des boissons chaudes et aromatiques, telles que du thé léger, des infusions d'anis ou de verveine; il conseillera des frictions sèches ou avec du vinaigre chaud sur les extrémités. Si la chaleur à la peau ne revient pas, si la concentration est violente, il fera appliquer des cataplasmes sinapisés aux jambes. Un des moyens qui nous a paru des plus prompts pour réchauffer un malade est l'application d'un sinapisme sur l'épigastre : il réveille toutes les sympathies organiques et active immédiatement la circulation. A ces divers moyens, on pourra joindre l'usage d'une potion éthérée, une ou deux perles d'éther, ou l'eau de menthe additionnée de quelques gouttes d'alcool camphré, et donnée par cuillerée de quart d'heure en quart d'heure. Dans un cas de fièvre tierce, remarquable par la durée du stade de froid, je me suis bien trouvé de la potion suivante :

℞	Infusion de sureau.	60	grammes.
	Sirop de capillaire.	40	—
	Acétate d'ammoniac..	3	—

Mêlez. — Une cuillerée d'heure en heure (1).

Dans cette période, il n'est pas opportun, comme le recommandent généralement les commères, de surcharger les malades d'épaisses couvertures de laine. On les couvrira convenablement, sans toutefois les accabler par le poids des couvertures. On évitera tout courant d'air ; mais quoi qu'on fasse, comme le fait observer judicieusement M. Maillot, « la sensation de froid se prolongera plus ou moins, parce » que ce n'est pas ici un simple abaissement de » température dû à une soustraction du calorique » libre, comme est le refroidissement *physique* » *d'un corps* ; c'est un phénomène tout à fait *vi-*

(1) Cette même potion nous a rendu de grands services, pendant le cours d'une épidémie de variole, dans les cas où l'éruption tardait à se compléter.

» *tal*, par conséquent en dehors des lois de la phy-
» sique générale » (1).

Si le *stade de chaleur*, si la réaction ne se développe qu'avec une intensité modérée, il n'y a rien à faire : elle doit être considérée comme une série de phénomènes nécessaires. Aux boissons chaudes et aromatiques, on substitue des boissons fraîches et acidules, des limonades, l'eau d'orge ou l'eau gommeuse, ou bien mieux encore l'eau pure. Si la turgescence générale s'accroît, si la chaleur prend une intensité inaccoutumée, des affusions froides sur la face et sur les membres, des lavements d'eau vinaigrée (une cueillerée de vinaigre pour deux verres deau), etc....., diminueront mieux que toute autre chose l'excitation générale et le sentiment de chaleur ou de brûlure qui envahit tout l'individu, et qui lui est tout à fait insupportable. Lorsque le stade de chaleur acquiert une telle intensité, certains symptômes prennent une prédominance telle, que la saignée générale devient alors indispensable. Nous n'hésitons pas à la prescrire lorsque la céphalalgie ou la dyspnée deviennent très-prononcées. La céphalalgie peut s'accompagner de délire ou de sub-délirum. Des linges mouillés avec l'eau vinaigrée ou éthérée seront alors posés sur le front; on pourra aussi appliquer des sangsues aux apophyses mastoïdes. Il n'est pas rare

(1) Ouvrage déjà cité, p. 318.

de voir survenir, pendant le stade de chaleur des fièvres intermittentes, des vomissements qui ne tardent pas à fatiguer considérablement le malade. Ces vomissements sont aussi très-fréquents pendant le stade de froid et cèdent le plus souvent à l'administration des toniques. Une cuillerée de vin vieux ou d'une liqueur cordiale réussissent dans cette période du mal. Alors tout annonce une profonde débilité, et les aromatiques ou les fortifiants sont indiqués; mais dans la période suivante, dans le stade de chaleur, tous les désordres apparents rappellent une surexcitation plus ou moins considérable, et les vomissements qui se produisent alors doivent être combattus par des boissons froides, acidulées; par des applications d'éther sur l'épigastre, ou par l'usage de la potion suivante qui réussit presque toujours :

℞		
	Eau de fontaine.	50 grammes.
	Eau de menthe.	10 —
	Sirop simple.	25 grammes.
	Le jus exprimé d'un citron.	
	Éther sulfurique.	4 gouttes.

Mêlez. — Une cuillerée toutes les quinze ou vingt minutes.

C'est pendant le stade de chaleur que se manifeste souvent une complication dont il faut débarrasser le malade avant d'aller plus loin dans le traitement; je veux parler de cette forme d'urticaire que j'ai signalée précédemment comme l'une des manifestations de l'intoxication tellurique. Une saignée et des bains tempérés calment les démangeaisons. — L'émétique en lavage ou à dose vomitive fait disparaître cette éruption que le quinquina, administré comme antipériodique, n'eût fait qu'augmenter. Si l'urticaire se reproduit à des heures fixes sans réaction fébrile bien prononcée, si surtout il s'accompagne d'une tendance à l'œdème, prescrivez d'abord le calomel à dose purgative, et hâtez-vous de faire prendre le sulfate de quinine pour rompre la périodicité qui rappellerait l'éruption.

Pendant le *stade de sueur*, le bien-être recommence pour le malade. Une douce moiteur ou une diaphorèse abondante s'établissent. Il faut revenir aux boissons modérément chaudes et engager le malade à ne pas encore quitter son lit. Il ne faut rien faire pour augmenter la sueur; mais il faut se garder de la supprimer. Le malade doit changer de linge au fur et à mesure qu'il devient mouillé. Celui-ci sera convenablement chauffé, car si la sueur était interrompue, l'apyrexie qui doit succéder à l'accès serait incomplète et souvent même après des imprudences de ce genre, j'ai vu survenir des hydropisies générales. Il faut donc recommander aux gens de la campagne de ne pas s'empresser de retourner à leurs travaux dès que la sueur terminale de l'accès amènera avec elle la cessation du malaise et de l'accablement fébriles.

Il ne suffit pas de combattre les accès pendant leur durée, et ce n'est pas seulement dans la mise en pratique des soins que nous venons d'indiquer que consiste la thérapeutique des fièvres intermittentes. Il faut se préoccuper d'empêcher le retour des accès. Les fébrifuges, ou pour mieux dire les anti-périodiques sont les seuls agents que nous devions employer dans cette intention. Le sulfate de quinine a réussi dans des cas si divers, dans des climats si différents, entre les mains des empiriques comme sous la direction des théoriciens, en un mot ce médicament s'est montré, contre toutes les affections périodiques, héroïque à un tel degré qu'il serait oiseux de discuter le mérite de quelques autres fébrifuges tour à tour vantés et abandonnés ensuite. Le sulfate de quinine est l'anti-périodique par excellence. Cela ne se discute plus, et il n'est pas un praticien exerçant dans les localités exposées aux fièvres intermittentes qui ne soit reconnaissant envers les inventeurs de ce médicament si sûr, si puissant, et qui a sauvé la vie ou rendu la santé à tant de sujets empoisonnés par le mauvais air des pays marécageux ou par le miasme tellurique qui s'élève au-dessus de nos terres cultivées.

Avant de l'administrer, il est de règle de se rendre compte du type de la fièvre. Il est avantageux de ne le prescrire qu'après le troisième accès. Ce nombre est de rigueur pour pouvoir affirmer que la fièvre sera réellement périodique. Un sujet peut éprouver un ou deux accès éphémères qu'il serait irraisonnable de rapporter à une fièvre intermittente. D'ailleurs pendant les quelques jours employés à observer les premiers accès, le type se régularise, l'apyrexie devient plus franche et plus complète, et cette temporisation, avant l'emploi du sulfate de quinine, est bonne en elle-même et indispensable lorsqu'on est appelé auprès d'un malade que la fièvre attaque pour la première fois. Dans les cas de fièvre récidivée, j'aimerais à attendre un second ou un troisième accès, mais comment résister au malade qui réclame à hauts cris l'emploi du remède qui l'a guéri une première fois? Dans les cas de fièvre intermittente observée dès la première invasion, il y a un autre avantage à retarder jusqu'au troisième accès l'emploi de l'anti-périodique. Le praticien, en agissant ainsi, se ménage le temps nécessaire pour étudier et pour combattre les complications qui, en se surajoutant à la maladie principale, empêcheraient l'action fébrifuge du sel de quinquina. Ainsi, entre le premier et le second accès, on pourra administrer un vomitif si la langue est saburrale ou s'il existe des symptômes bilieux. On pourra appliquer des sangsues à l'épigastre, si des signes d'irritation se sont montrés du côté de l'estomac. Une petite saignée peut même convenir chez les sujets à pléthore excessive. Tous ces moyens simplifieront la maladie, rendront l'apyrexie plus franche et placeront le malade dans des conditions plus favorables à la réussite des moyens antipériodiques. Il va sans dire que nos conseils ne sont ici donnés que pour les cas de fièvre intermittente simple et ne présentant rien de pernicieux; si quelques symptômes graves ou insolites, si la saison ou une disposition épidémique donnaient l'idée de l'éventualité d'un accès pernicieux, il n'y aurait plus à s'inquiéter des complications ou de la régularité du type de la fièvre. Il faudrait immédiatement donner le sel de quinine et ne pas même hésiter à forcer un peu la dose.

Pour nos climats variables et tempérés, où il n'existe pas de marais et où les fièvres d'accès ne sont occasionnées que par les émanations du sol argileux, la dose ordinaire de sulfate de quinine, pour couper une fièvre intermittente simple, varie entre 60 à 80 centigrammes. La forme la plus sûre est la forme liquide. Le véhicule qui rend le mieux la quinine supportable à l'estomac est le sirop de violettes. Je recommande la formule suivante :

℞ Eau de laitue. . . . . . . } āā 32 grammes.
Sirop de violettes. . . . . . }
Sulfate de quinine. . . . . 70 centigrammes.
Acide sulfurique. . . . . une goutte.

Mêlez. — A prendre en trois doses, à trois heures d'intervalle l'une de l'autre, de manière à ce que la dernière soit ingérée quatre heures avant l'arrivée présumée de l'accès.

Si l'estomac du sujet n'est pas tolérant et chez les individus d'une grande susceptibilité nerveuse, j'ai quelquefois employé avec succès la formule suivante :

℞		
Extrait de belladonne	ää 5 centigrammes.	
Extrait de jusquiame		
Extrait gommeux d'opium	3	—

Etendez dans

Eau de laitue	60	grammes.
Eau distillée de laurier cerise	6	—

Passez à travers un papier à filtre et ajoutez :

Sirop simple	12	grammes.
Sulfate de quinine	60	centigrammes.
Acide sulfurique	une goutte.	

Mêlez. — A prendre par cuillerées toutes les deux heures.

Les trois extraits peuvent être remplacés par 1 gramme de lactucarium d'Aubergier.

Chez les enfants, la dose doit diminuer proportionnellement à l'âge. — 1 décigramme par année d'âge est une règle qui rencontre peu d'exceptions. Le mode d'administration le plus favorable est de le faire avaler dissous dans du café. L'amertume et l'arome de celui-ci masquent mieux que tout autre véhicule l'amertume de la quinine. Chez les nouveaux-nés, le sirop de quinquina jaune, à la dose de 8 à 10 grammes, réussit mieux que toute autre préparation.

L'action antipériodique du sulfate de quinine est d'autant plus assuré qu'il produit une impression plus forte sur le système cérébro-spinal. Il est impossible, en abordant cette question, de ne pas citer l'ouvrage remarquable de M. Briquet sur les quinquinas, qui certainement n'enseigne pas à guérir une fièvre intermittente, mais qui n'en est pas moins précieux au point de vue des recherches que cet auteur a poursuivies avec une héroïque ardeur pour se rendre compte du mode d'action des alcaloïdes de l'écorce du Pérou. Ce judicieux expérimentateur croit qu'ils agissent comme *hyposthénisants par une propriété élective sur les nerfs qui président à la circulation et à la calorification* (1). Quel que soit ce mode d'action, il se traduit par une sorte d'ébriété annoncée par du tintoin aux oreilles, du vertige, de la rougeur aux pommettes et autres symptômes très-bien connus de tous ceux qui administrent fréquemment les préparations du quinquina. Elle suit de près l'ingestion du remède dans nos organes ; elle commence d'ordinaire pour les doses que nous prescrivons le plus usuellement de quinze à quarante minutes après que le malade a avalé la première prise du remède. Le retentissement de

(1) Ouvrage cité, p. 352.

cette première dose sur le système nerveux est d'autant plus marqué qu'elle est plus élevée. Aussi faut-il s'abstenir de trop fractionner le remède et doit-on le faire prendre en deux ou trois portions au plus, et l'accès reviendra d'autant moins que l'ébriété quinique aura été plus prononcée. L'action du remède étant plus lente à se produire et moins prononcée lorsqu'il est donné sous forme solide que lorsqu'il a été ingéré sous forme liquide, il est de règle de n'adopter que des formules qui garantissent une parfaite solution du sel antipériodique. Giacomini, qui a insisté sur cette distinction, fait observer avec juste raison que dans le premier cas le médicament n'est absorbé que lentement, parce qu'il est peu soluble au contact des matières organiques qu'il rencontre dans l'estomac, et les effets ne sont ni instantanés ni énergiques ; tandis que, dans le second cas, la solution étant faite à l'avance, l'absorption est facile et prompte, et les effets très-prononcés. Aussi ce dernier mode de prescription exige des doses moindres, et doit être considéré par conséquent comme plus économique (1).

Chez les sujets qui ont éprouvé plusieurs rechutes, une sorte d'accoutumance rend l'organisme insensible à l'action de la quinine. C'est en vain

(1) Voy. *Annal. de thérap. et de tox.*, t. I, p. 8, et *Gaz. des Hôp.* 1841.

qu'on augmente les doses : l'ébriété quinique se manifeste, mais l'accès n'en revient pas moins. Il faut, dans ce cas, associer le sulfate de quinine avec une substance fortement stimulante, capable de secouer l'organisme, de perturber le système nerveux. Le poivre noir, mieux que tout autre excitant, remplit cette indication. On peut formuler la potion suivante :

℞ Poivre noir. . . . . 7 grammes.
F. s. l. 60 grammes d'infusion en vase clos, coulez et ajoutez :
Sirop de limons. . . . . 30 grammes.
Sulfate de quinine.. . . . . 1 —
Acide sulfurique. . . . . une goutte.
Mêlez. — A prendre en trois doses dans l'apyrexie.

Ou bien celle-ci :

℞ Quinquina jaune, cascarille, canelle, poivre noir, sauge et lavande. . . . . } ãã 2 grammes.
F. s. l. 60 grammes d'infusion, coulez et ajoutez :
Sirop de quinquina vineux. . . . . 30 grammes.
Teinture de quinquina.. . . . . 4 —
Quinine.. . . . . 75 centigr.
Acide sulfurique. . . . . une goutte.
Mêlez. — A prendre en trois ou quatre doses dans l'apyrexie.

Quels sont les inconvénients inhérents à l'emploi du sulfate de quinine? A part une irritation des organes urinaires, dont j'ai déjà dit quelques mots au sujet des hydropisies consécutives aux fièvres intermittentes, je ne connais aucun inconvénient à ce que le sulfate de quinine soit usuellement administré contre les maladies à retours périodiques, telles que nous les observons dans nos campagnes argileuses et depuis longtemps cultivées. Je ne vois aucun inconvénient à le prescrire, alors même que le médecin croirait entrevoir quelques légers symptômes d'irritation gastro-intestinale. Les contre-indications formelles ne se montrent que très-rarement. Dans certains cas où la langue était rouge et rageuse, où il y avait douleur à l'épigastre et des signes de phlogose du côté des intestins, j'ai vu le sulfate de quinine non-seulement être toléré, mais je l'ai vu même opérer une modification avantageuse, et sous son influence la langue se dépouiller, s'humecter, et les selles se régulariser. Il semble, pour certains malades, que ces symptômes de phlogose n'existent qu'en apparence, et les succès obtenus alors par les préparations de quinquina autorisent à penser que ce n'est nullement de gastro-entérite qu'il s'agissait, mais qu'il devait n'exister qu'*une lésion de sécrétion*, et nous pensons que les alcaloïdes de quinquina doivent, dans ces cas, réintégrer ou du moins régulariser les sécrétions perverties de l'estomac et des intestins.

Les symptômes de phlegmasie plus ou moins prononcée, aiguë ou chronique des organes thoraciques, ne sont pas une contre-indication du sulfate de quinine. Ils commandent au contraire l'administration prompte de l'antipériodique, parce que la congestion redouble et s'aggrave à chaque accès, et dans l'espèce, il est urgent de couper court à la périodicité.

L'administration du sulfate de quinine n'est pas absolument incompatible avec un certain degré d'excitation apparente du côté du cerveau ou des méninges. Le sulfate de quinine a été ingéré impunément par des malades qui avaient de la céphalalgie, un peu de délire avec plus ou moins de rougeur et de chaleur à la figure. Seulement, il est à peu près indispensable, dans ces cas, de prescrire en même temps que la quinine des moyens capables de modérer la congestion vers la tête, tels que des sangsues aux apophyses mastoïdes, des compresses froides sur le front, etc.....

Nous n'avons vu le sulfate de quinine produire quelque irritation manifeste et suivie de certains accidents, que sur les organes urinaires. Il y a de ce côté certains inconvénients réels, *inhérents à l'emploi du sulfate de quinine.* Ils n'empêchent pas l'effet antipériodique du médicament; mais, ainsi que nous avons eu occasion de l'exposer, l'irritation des reins peut devenir cause tantôt d'une fièvre continue, tantôt d'anasarque consécutive à la fièvre intermittente. M. Piorry est le premier qui ait appelé l'attention des praticiens vers l'influence exercée par les sels de quinquina sur les organes néphrétiques. MM. Quevesne, Méandre-Dassit et Duchassein, ont cité des cas où le sulfate de quinine a pu être considéré comme ayant causé des douleurs néphrétiques, de la tension aux hypocondres, l'ischurie, la strangurie, la rétention d'urine, etc. (1)..... M. Andral croit que ces accidents peuvent s'expliquer par le passage de la quinine en nature à travers les conduits urinaires; car on la retrouve en quantité notable dans les urines des sujets soumis à cette médication (2). Selon M. Briquet, qu'il faut toujours citer lorsqu'il s'agit de recherches sur le quinquina, de quelque manière que ces alcaloïdes soient introduits dans l'économie, ils peuvent produire sur les voies urinaires avec lesquelles ils sont mis en contact d'une manière permanente, au moyen de l'urine qui s'en trouve chargée, des effets analogues à ceux de certaines substances balsamiques, c'est-à-dire de l'excitation, de la douleur et de la céphalalgie (3). Avec la dose peu élevée de 75 centigrammes, le plus ordinairement usitée pour rompre la périodicité dans nos contrées sous-pyrénéennes, il est rare de voir apparaître des phlegmasies inquiétantes du côté des reins; cependant, si on est obligé de réitérer cette même dose pendant plusieurs

(1) Voy. *Bulletin de thérap.* 1838. T. XV, p. 248.
(2) Rapport à l'Acad. des sciences. — 19 juillet 1847.
(3) Voyez ouvrage cité, p. 315.

jours de suite, il est bon de ne pas perdre de vue l'influence irritative que le médicament peut exercer sur les voies urinaires, et si la fièvre devient continue, si l'émission de l'urine est suspendue ou rendue difficile, il faut cesser l'usage de la quinine, et si la fièvre intermittente persiste, employer le quinquina jaune en poudre. Je n'ai jamais vu le quinquina en substance agir sur les organes de la sécrétion urinaire.

En 1844, M. Rayer annonça que le sulfate de quinine provoquait presque toujours l'avortement (1). Cette assertion éveilla l'attention de M. Hubert Rodrigues, qui se livra à des recherches spéciales, et qui, après avoir consulté la vieille expérience des professeurs de Montpellier, écrivit dans le *Journal de Clinique* de cette ville, que le sulfate de quinine n'avait pour les femmes enceintes d'autres inconvénients que ceux qui pouvaient lui être ordinaires pour tous les autres malades. Des observations contradictoires furent rapportées à cette occasion dans différents journaux de médecine (2). Mais évidemment la question avait été déplacée; ce n'est pas le sulfate de quinine qui est abortif, c'est la fièvre intermittente elle-même. M. Ebrard du Bourg a vu des cas où la quinine ayant arrêté l'accès, l'avorte-

(1) Voy. *Annal. de thérap. et de tox.* Janvier 1845.
(2) Voy. *Bull. de thérap.*, *Gaz. des hôp.*, etc. 1845.

ment était suspendu, alors qu'il paraissait imminent (1). Au chapitre du pronostic, j'ai consacré quelques pages à démontrer l'influence fâcheuse de cette maladie sur les femmes en état de gestation. J'ai rapporté des observations et j'ai établi que cette nocivité toute particulière ne se fait remarquer que dans la seconde moitié de la grossesse. Jamais je n'ai constaté qu'un accouchement prématuré eût été le résultat direct de l'administration du sulfate de quinine. Ce sont les paroxismes de la fièvre qui sapent, en quelque sorte, l'utérus et provoquent l'expulsion du produit de la conception. Torti, qui s'était déjà préoccupé de cette prétendue action abortive du quinquina, conseille de ne pas s'inquiéter de l'opinion du vulgaire, et d'administrer librement le quinquina aux femmes enceintes. M. Cochrem, qui croit avoir reconnu aux alcaloïdes quiniques une action emménagogue, n'admet pas qu'il faille s'abstenir de les prescrire aux femmes grosses, lorsqu'elles sont atteintes d'accès de fièvre (2). M. Briquet n'attribue à cet agent aucune action élective sur l'utérus, pas plus abortive qu'emménagogue (3). Je le répète encore, c'est la fièvre intermittente et non le remède qui est funeste aux femmes

(1) Voy. *Journal de méd. de Lyon*. — Mai 1846.

(2) Voy. *Gazette des hôpitaux*. 1856. N° 57, p. 227.

(3) Voy. ouvrage cité, p. 231.

enceintes, et il est à remarquer qu'Hypocrate, qui n'employait pas le quinquina, avait signalé l'avortement comme un accident très-fréquent dans les pays où règnent les fièvres quartes et les hydropisies (1).

M. Boudin, dans un ouvrage qui constitue une brillante dissertation sur la fièvre intermittente, a parfaitement mis en évidence certaines analogies que présentent les intoxications saturnines, mercurielles ou autres, avec l'intoxication paludéenne, et M. Constantin Paul a publié une série d'observations qui démontrent la fréquence de l'avortement chez les femmes qui sont demeurées longtemps soumises aux émanations du plomb (2). Chez celles-ci comme chez celles qui ont enduré longtemps la fièvre intermittente, il y a altération du sang. Mais pour ces dernières, il y a une circonstance qui n'a pas été aperçue par les observateurs, et de là est venu leur dissentiment sur cette question : Les paroxismes, par cause paludéenne ou par cause tellurique, occasionnent l'avortement ; il s'ensuit que si après l'administration de la quinine l'accès revient, l'accouchement prématuré peut avoir lieu, non parce que la femme a pris du sulfate de quinine, mais parce que l'accès est revenu. En voici

(1) *De aere et locis*, trad. Littré, t. II, p. 45.
(2) Voy. *Gaz. des hôp.* 12 et 26 mai 1860.

un exemple : En octobre 1859, je prescrivis 80 centigrammes de sulfate de quinine à une femme grosse de sept mois et atteinte d'une fièvre tierce rebelle. L'accès revint. Je portai la dose de l'alcaloïde à 1 gramme. L'accès revint encore; mais cette fois-ci l'avortement s'effectua en deux ou trois douleurs pendant le stade de chaleur. Après cet accident, la malade fut guérie par la poudre de quinquina jaune, associée à une faible dose d'opium.

Mais si, par la propriété antipériodique du sulfate de quinine, les retours de la fièvre sont interrompus; si l'accès ne revient pas, l'utérus conservera intact le produit de la conception, et le remède ne sera pas accusé d'exposer les femmes à l'avortement. Exemple : Le 10 avril 1860, une jeune femme fut violemment admonestée par le commissaire de police au sujet de sa mésintelligence avec son mari; elle était grosse de six mois; elle fut vivement émue et courroucée. Quelques heures après, elle fut prise d'éclampsie. Des bains, une saignée et des affusions froides sur le front font disparaître les désordres convulsifs, et le lendemain, à la même heure où l'attaque avait commencé la veille, c'est-à-dire à midi, la malade reperd subitement connaissance, sa figure devient vultueuse et convulsive, etc..... Les mêmes moyens réussissent encore à dissiper tous ces symptômes effrayants; mais encore une troisième fois, tous les désordres recommencèrent à midi. La périodicité étant dès lors évidente, je prescris 1 gramme de quinine dans une potion acidulée. Le lendemain les phénomènes éclamptiques se montrèrent deux heures plus tard, mais excessivement affaiblis. Un second gramme de quinine compléta la guérison de cette périodicité qui n'était rien moins qu'une fièvre pernicieuse. Pendant tout le cours de cette maladie, avant comme après l'administration du sulfate de quinine, le col est resté fermé, allongé et dur, et l'accouchement n'a eu lieu que trois mois après, c'est-à-dire à son terme normal.

Le sulfate de quinine est sans influence sur la sécrétion du lait chez les nourrices. A cet égard, mes observations sont conformes à celles de M. Gintrac.

De ce qui précède, il ressort que le sulfate de quinine doit être considéré comme un agent qui peut être administré librement à tous nos malades. A part une influence quelquefois irritative qu'il exerce sur les organes urinaires, nous n'avons observé aucun inconvénient à l'administrer usuellement comme antipériodique, et rien ne pourra lui enlever ses droits à notre reconnaissance. Il est le meilleur fébrifuge, le seul sur lequel on puisse compter. Nous comprenons sans peine l'enthousiasme des anciens pour le quinquina. Geoffroi avait bien raison de l'appeler : *un présent des dieux*.

Quelque assurée que soit l'action antipériodique du sulfate de quinine, on rencontre certaines exceptions constitutionnelles dont il faut tenir compte et qui doivent être signalées. Chez certains sujets, la quinine échoue sans que le praticien puisse s'expliquer ni pourquoi ni comment. C'est bien mieux, il est des années où l'on rencontre ces exceptions beaucoup plus fréquemment que dans d'autres.

L'influence de l'air, des lieux et des eaux modifie les effets des remèdes tout aussi bien que les maladies. Telle méthode réussit mieux à Montpellier qu'à Paris, à Toulouse qu'à Strasbourg. Comme les conditions locales varient d'un département à l'autre et d'une année à l'autre, il est du devoir des médecins des petites localités de rechercher sans cesse les moyens qui réussissent le mieux dans la contrée où ils exercent. Si les maladies de nos campagnes, cultivées et non marécageuses, diffèrent, comme nous croyons l'avoir démontré, de celles des pays essentiellement marécageux, nous devons étudier les conditions qui leur sont spéciales et les modifications à introduire dans leur traitement, selon les sujets et selon les saisons de l'année. Dans les saisons chaudes et humides, après les grands orages d'été, la poudre de quinquina réussit quelquefois mieux que ses alcaloïdes. Nous préférons le quinquina jaune à tout autre, et nous le prescrivons à la dose de 3 grammes répétée trois ou quatre fois dans l'apyrexie et délayée dans une tasse d'eau ou de vin miellé, ou mieux encore dans une décoction de lichen. En effet, une légère décoction de lichen constitue le meilleur véhicule pour le quinquina en substance, comme le sirop de violettes l'est pour la quinine, comme nous l'avons indiqué dans la formule que nous avons donnée plus haut. On pourra avantageusement intercaler entre les prises de quinquina une légère décoction de la même écorce aiguisée avec l'acide tartrique et adoucie avec le lichen. Voici une formule :

℞ Quinquina jaune concassé. . . . . . 7 grammes.
Lichen d'Islande. . . . . 3 —
F. s. l. 60 grammes d'infusion en vase clos, coulez et ajoutez.
Acide tartrique. . . . . 3 grammes.

Du reste, pour administrer le quinquina en substance, il faut varier les formules, les accommoder à l'idiosyncrasie des malades et tenir compte de la résistance de la maladie.

Je me suis quelquefois servi avantageusement de la poudre fébrifuge d'Hildenbrand ; savoir :

℞ Quinquina jaune en poudre. . . . 8 grammes.
Gentiane et écorce d'oranges amères. āā 2 —
Sel ammoniac. . . . . 1 —
Mêlez et divisez en huit paquets. — Un toutes les deux heures dans une tasse de décoction de lichen.

Enfin, dans les cas rebelles, on pourra prescrire,

en les modifiant selon l'occurrence, l'une des deux formules suivantes qui m'ont procuré quelques guérisons, depuis que je les ai rencontrées dans l'ouvrage si complet de M. Briquet (1).

1° ℞ Quinquina jaune. . . . . 45 grammes.
Magnésie. . . . . 22 —
Safran. . . . . 1 —
Thériaque. . . . . 8 —
Eau et vin blanc. . . . . āā 380 —

Mêlez et ajoutez. — A prendre en vingt-quatre heures.

2° ℞ Quinquina jaune. . . . . 24 grammes.
Vinaigre et alcool. . . . . . . āā 32 —

Mêlez et ajoutez. — Eau de canelle, 160 grammes à prendre en trois fois.

L'action des quinquinas est toujours plus prononcée lorsqu'ils sont associés avec un principe acide ou alcalin. C'est ainsi que les anciens avaient l'habitude d'*aiguiser* leurs préparations de quinquina en introduisant un acide ou le sel d'absinthe (carbonate de potasse) dans leurs remèdes fébrifuges. Voici deux formules qui m'ont souvent procuré de solides succès :

1° ℞ Quinquina jaune. . . . . 30 grammes.
Faites digérer pendant huit heures dans eau de fontaine. . . 500 —
Acide hydrochlorique. . . . . . 8 —

jusqu'à réduction de 250 grammes. — A prendre par cuillerée de deux heures en deux heures (Neumann).

(1) Page 566.

2° ℞ Quinquina jaune. . . . . } àà 14 grammes.
Cascarille. . . . . }
Safran de mars apéritif.. . } àà 4 grammes.
Sel d'absinthe. . . . . . }
Sirop d'absinthe. . . . . q. s.

Pour un électuaire. — 3 grammes toutes les quatre heures dans l'intervalle des accès (Lepecq de la Clôture).

Pour les malades qui ont une tendance au dévoiement et présentant des symptômes d'asthénie du côté des organes digestifs, nous prescrivons les bols suivants :

℞ Extrait mou de quinquina jaune. . } àà 2 grammes.
Thériaque. . . . . }
Sulfate de quinine. . . . . 30 à 50 centigrammes

pour six bols à prendre dans le cours de l'apyrexie.

Toutes les fois qu'on se décide à administrer un extrait de quinquina, il faut donner la préférence à l'extrait mou. Selon la remarque de M. Briquet, les alcaloïdes se trouvent combinés dans l'extrait mou à l'état de tannates; sa puissance est à celle du sulfate de quinine comme 1 est 4 (1). Tandis que l'extrait sec, autrement dit *sel de Lagarage*, n'est qu'un composé faiblement tonique, sans action fébrifuge. MM. Pelletier et Caventou ont constaté qu'il contient une quantité d'alcaloïde, c'est-à-dire de principe antipériodique bien moindre que celle qui se trouve dans l'extrait mou préparé par décoction.

(1) Page 516.

Enfin, il est une préparation qui, dans les fièvres rebelles, me paraît avoir une action réellement héroïque. Peu de vieilles fièvres intermittentes lui résistent si elle est convenablement administrée. Elle consiste en une combinaison de quinquina et de tartre stibié, selon la formule appelée *Bolus ad quartanam* de Desbois de Rochefort. Mes notes sont remplies d'observations en faveur de l'action essentiellement curative de ce mélange. Ainsi, en 1854, Jean Seignour avait eu trois ou quatres rechutes de fièvre intermittente tierce; il était d'une faiblesse excessive lorsqu'il vint me consulter : Insomnies, amaigrissement, pâleur générale, inappétence absolue, dyspnée, etc..... Le sulfate de quinine le fatiguait beaucoup sans empêcher la fièvre de revenir. Je prescrivis le remède de Desbois de Rochefort, dans les proportions suivantes :

℞ Quinquina jaune en poudre. .	20 grammes.
Carbonate de potasse.	3 —
Tartre stibié.	80 centigrammes.
Miel.	q. s.

F. s. l. Quarante bols égaux. — A prendre deux d'heure en heure.

Les premiers parurent avoir une action purgative; mais la tolérance ne tarda pas à s'établir, et dès le lendemain, l'amélioration commença. Quatre jours après, l'appétit et le sommeil étaient revenus.

Les accès allèrent diminuant d'intensité, et neuf jours après, la guérison était complète. Le coloris du visage était tout autre, et l'essoufflement avait disparu. Néanmoins le remède fut continué, à doses décroissantes, pendant une quinzaine de jours.

A la formule qui précède, j'ajoute quelquefois 15 ou 20 centigrammes d'extrait gommeux d'opium. M. Gintrac supprime le carbonate de potasse et additionne avec dix ou quinze gouttes de laudanum (1).

Cette formule de Desbois de Rochefort réussit à peu près toujours, mais on peut se demander si c'est le quinquina ou l'émétique qui agit si merveilleusement. Il est incontestable que la tolérance d'une si considérable dose de tartre stibié n'est due qu'à la transformation du tartatre soluble d'antimoine en tannate insoluble. Plusieurs fois, dans les maladies de poitrine, j'ai pu constater que le véhicule le plus favorable pour administrer les préparations antimoniales à haute dose était une infusion ou un sirop préparé avec une substance contenant plus ou moins de tannin. Une infusion d'écorce de cerisier ou le sirop d'oranges amères conviennent parfaitement, et nous avons souvent pensé que la thérapeutique des phlegmasies thoraciques retire-

(1) Voy. ouvrage et volume cités, p. 682.

rait de grands services de l'emploi du tannate d'antimoine, si les pharmaciens pouvaient nous le livrer parfaitement pur. Les organes digestifs s'en accommoderaient facilement; on éviterait probablement ces stomatites stibiées quelquefois si terribles. Il n'y aurait plus qu'à rechercher à quelle dose ce sel pourrait agir comme hyposthénisant.

Mais revenons aux fièvres intermittentes rebelles. Elles cèdent, nous avons dit, aux combinaisons de quinquina et de tartre stibié.

Dans la formule de Desbois de Rochefort, et dans toutes celles qui en dérivent, on a ajouté une certaine proportion de carbonate de potasse qui dégage les alcaloïdes en s'unissant avec l'acide quinique et avec le rouge cinchonique; c'est ainsi que dès les premiers temps de la vulgarisation du quinquina, on avait remarqué que les bases alcalines *l'aiguisaient*, c'est-à-dire en augmentaient la puissance. Quelque chose d'analogue doit s'opérer dans les bols de Desbois de Rochefort; mais cela ne suffit pas pour expliquer leur efficacité contre les vieux accès de fièvre. La présence de l'émétique n'est pas sans effet sur la maladie. Il faut que cette combinaison stibio-quinique exerce sur l'économie des fébricitants une action perturbatrice dont on ne se rend pas encore parfaitement compte.

Pour les malades qui ne savent pas ou qui ne veulent pas avaler de grosses pilules, nous avons été obligé de modifier la formule et de lui donner la forme liquide, en la prescrivant comme suit :

℞ Tartre stibié. . . . . 80 centigrammes.
Carbonate de potasse. . . . . 3 grammes.
Triturez ensemble et ajoutez :
Infusion et sirop de quinquina. . ãã 50 grammes.
Laudanum. . . . . 10 gouttes.

Mêlez. — A prendre une cuillerée toutes les deux heures. L'efficacité de cette formule est moins certaine que celle des bols. Pour les familles indigentes, nous avons quelquefois remplacé l'infusion de quinquina par celle de saule (écorce) ou de cerisier, et nous avons obtenu souvent le résultat désiré.

Nous ne pensons pas que le tartre stibié, administré seul, ait jamais agi comme antipériodique. Nous avons essayé plusieurs fois de prescrire ce remède à haute dose, et jamais il ne nous a paru agir comme succédané du quinquina. Nous avons donné 40 centigrammes de tartre stibié dans 150 grammes de julep gommeux, administré par cuillerée d'heure en heure et continué pendant huit jours. Une seule fois, sous l'influence de ce mode de prescription, nous avons vu les accès perdre peu à peu de leur intensité chez un malade qui avait vainement pris du sulfate de quinine. C'est en amoindrissant graduellement la fièvre et non en coupant la périodicité que le médicament a rendu des services dans ce cas. Il en est à peu près de même dans les observations publiées par M. Serre, de Muret, dans lesquelles on voit l'émétique administré avec une forte proportion d'opium (1). Il est difficile de se rendre compte si une action altérante ou atténuante a été produite par le tartre stibié ou par l'agent opiacé.

On peut remarquer que nous avons introduit quelque principe opiacé dans presque toutes les formules que nous avons fait connaître jusqu'ici. L'opium, en effet, nous a semblé être un excellent adjuvant du quinquina. Il y a toujours chez les fébricitants un fond d'irritabilité nerveuse qui se trouve efficacement neutralisé par l'opium. On sait que, dans la plupart des remèdes fébrifuges qui ont eu de la vogue, cet agent entre comme l'un des éléments curatifs les plus importants. Sydenham, Lind et Sarcome n'ont pas manqué d'unir l'opium au quinquina dans leurs formules antifébriles. Desbois de Rochefort dit même avoir arrêté des accès de fièvre avec l'opium employé seul. Dans ce moment, une femme de cinquante-six ans, entrée à l'hôpital de Rabastens pour y être soignée d'une fièvre intermittente tierce, avait eu onze accès et avait vainement pris en deux reprises un gramme de sulfate de quinine. Je lui ai fait administrer 5 centigrammes d'extrait gommeux d'opium une heure avant l'arrivée présumée de la fièvre, et l'accès a manqué. Par précaution, on a

(1) Voy. *Journal de médecine et de chirurgie de Toulouse*, t. VII, p. 111.

réitéré la prescription le surlendemain, et depuis plusieurs jours la guérison paraît assurée. Alibert vante aussi l'opium contre la fièvre intermittente pernicieuse. Néanmoins, il faut admettre que l'opium n'a pu inspirer une grande confiance qu'avant la découverte du quinquina. Il ne peut être recommandé contre les fièvres périodiques qu'à titre d'adjuvant, ou lorsque les autres moyens ont échoué. Les stupéfiants, tels que la belladone, la jusquiame, ne nous ont pas paru offrir sous ce rapport les mêmes avantages.

Et du reste, quel est le médicament qui pourrait être présenté comme véritablement capable de remplacer le sulfate de quinine ou la poudre de quinquina? Je n'en connais pas. Les substances actives, capables de produire une modification profonde de l'économie ou une perturbation considérable du système nerveux, peuvent bien déranger le cours de la fièvre, rompre même la périodicité, mais elles ne procureront qu'une réussite de hasard. J'ai essayé tous les médicaments qui ont été préconisés comme pouvant remplacer le sulfate de quinine, qui a le défaut, pour la pratique rurale, de ne pas être à la portée des petites bourses. Je me suis toujours vu obligé de revenir au quinquina. Que l'opium, que l'atropine aient guéri certaines névralgies périodiques ou non périodiques et n'ayant pas pour cause une intoxication paludéenne ou tellurique, je le comprends; mais pour des accidents périodiques quels qu'ils soient, s'ils sont observés chez des sujets réellement empoisonnés par le mauvais air de nos campagnes, il faudra toujours revenir à l'écorce du Pérou ou à ses dérivés.

Dans ces dernières années, on avait beaucoup écrit sur les propriétés fébrifuges de l'arsenic. M. Boudin les a célébrées avec un certain éclat; la modicité de son prix avait contribué à populariser ce médicament; mais aujourd'hui on l'a abandonné de nouveau. MM. Fuster et Max-Simon se sont élevés avec chaleur contre les dangers inhérents à la vulgarisation d'un semblable remède (1). Je l'ai expérimenté assez souvent pour affirmer que la vertu antipériodique de l'arsenic est infidèle, fort incertaine. Il réussit quelquefois comme toutes les autres substances toxiques, telles que l'iode, l'acide hydrocyanique, etc..... Mais, comme le fait observer un de nos spirituels confrères, il n'en est pas des succédanés en clinique comme des synonymes en littérature. Un médicament doit avoir pour lui la sanction de l'expérience, la presque certitude du succès et l'absence de tout inconvénient. L'arsenic n'est ni sûr ni sans inconvénient. Je pourrais rapporter l'observation d'une de mes malades qui, pendant trois jours, put prendre trois centigrammes d'acide

(1) Voy. *Bulletin de thérap.* Janvier 1845.

arsenieux, et qui semblait les supporter comme une substance inerte; mais à la troisième prescription, il y eut sans doute effet accumulé : des accidents graves se déclarèrent, et il en résulta une espèce de gastro-entérite chronique qui persista plus d'un mois.

Il y a quelques années, lorsque avant l'oïdium de la vigne les fièvres intermittentes étaient plus répandues qu'elles ne le sont aujourd'hui, l'arsenic était distribué quotidiennement aux paysans dans les hospices et les bureaux de bienfaisance de notre arrondissement. — Un centigramme d'acide arsénieux pour 130 grammes d'eau distillée, et dissous à l'aide de l'ébullition dans une fiole à médecine, à prendre en trois doses dans le courant de la rémission. — Ce remède avait d'autant plus de faveur qu'il était à peu près insapide, et la distribution considérable qui en était faite gratuitement m'avait mis à même d'en apprécier les effets. Le plus souvent, il procurait aux malades une perturbation appréciable, du malaise, des coliques, de la démangeaison à la peau, etc.,...... ce qui attestait que la dose était suffisante. Dans un cas, une seconde dose a provoqué l'apparition d'une eczéma sur l'abdomen et le thorax, et la disparition subite et définitive des accès de fièvre; mais il s'agissait d'une fièvre plusieurs fois récidivée. Or, comme dans les fièvres intermittentes *récentes* l'arsenic n'a presque jamais rompu la périodicité, on l'a abandonné. Aujourd'hui, il est tombé en désuétude dans tous les pays; il n'est plus employé que dans les cas rebelles et contre ces fièvres intermittentes qui désespèrent le malade et le médecin, tant elles ont de la tendance à se reproduire. Dans ces cas, il agit comme tous les autres agents tour à tour vantés et abandonnés, c'est-à-dire que tantôt il guérit et tantôt il ne guérit pas. Aussi, sans rien inférer contre les succès que M. Boudin dit avoir obtenus à Marseille et à Versailles (1), on peut affirmer que contre les fièvres d'origine tellurique, telles que nous les rencontrons dans nos contrées du sud-ouest de la France, la vertu fébrifuge de la solution arsenicale n'est souvent pas évidente, et que le sulfate de quinine lui est préférable à tous égards.

J'avais vu employer quelquefois la toile d'araignée comme un remède populaire contre les accès de fièvre. Le docteur Broughton avait annoncé qu'elle jouissait d'une vertu antipériodique, et M. Henri Joffre avait rapporté quelques faits à l'appui de cette idée (2). Une araignée restée deux ans au fond d'une bouteille de vin avait donné au liquide un goût très-amer et avait procuré à toute ma famille des

(1) Voy. Ouvrage déjà cité, p. 280.

(2) Voy. *Répertoire de Clinique médico-chirurg.*, de Caron du Villards, t. Ier, p. 53.

coliques atroces et des superpurgations. J'en conclus que la toile d'araignée devait contenir un principe amer et drastique. Je résolus donc d'expérimenter ce remède. J'ai répété mes expériences pendant trois ans dans des cas de fièvre intermittente non récidivée. Ce n'est en effet que dans les cas de première invasion que l'on peut juger de la valeur d'un médicament contre les maladies périodiques. Tout peut réussir comme tout peut échouer contre les fièvres intermittentes anciennes et plusieurs fois récidivées. Le remède le plus inoffensif, une simple application extérieure, peut quelquefois conjurer les accès de fièvre. Il semble parfois que l'économie, fatiguée d'un même genre de perturbation, soit disposée à être modifiée par la plus fugace impression du système nerveux. C'est de là que provient la bonne fortune de certains remèdes populaires, de certaines conjurations cabalistiques, etc..... J'ai donc recherché des fièvres intermittentes simples et récentes pour expérimenter la toile d'araignée. J'avais fait confectionner des pilules de 20 centigrammes. J'en prescrivais de quatre à six aux enfants, et de six à douze aux adultes pendant l'apyrexie. Quinze malades ont supporté la toile d'araignée sans en éprouver aucune action du côté de l'estomac ou des intestins ; dans ces cas de tolérance absolue, la fièvre n'a été rompue qu'une seule fois. Pour les autres malades, après trois essais, il a fallu y renoncer et revenir à l'antipériodique par excellence, c'est-à-dire au sulfate de quinine. — Chez dix malades, il y a eu des coliques douloureuses et des superpurgations; une seule fois la fièvre a cédé, ce qui a pu être expliqué par la violente révultion opérée sur les intestins. — Treize autres malades, qui avaient aussi pris la toile d'araignée, ont éprouvé du malaise, des vomiturilions et une sorte de gastralgie tellement aiguë, qu'il a fallu cesser l'usage du remède. Pas un n'a été débarrassé de ses accès de fièvre. C'est donc un remède qui ne vaut rien pour le malade et pour le médecin qui veut guérir. Deux guérisons sur trente-huit malades, avec de graves inconvénients; tandis que la quinine guérit dix-huit ou dix-neuf fois sur vingt, et sans aucun inconvénient. Sous ce double rapport, l'alcaloïde du quinquina ne trouve dans la matière médicale aucune substance qui lui soit comparable.

Je pourrais en dire à peu près autant de plusieurs autres médicaments que j'ai vainement expérimentés, et qui m'ont paru ne pas guérir les fièvres intermittentes de nos climats, bien qu'elles soient moins meurtrières que celles des pays chauds et marécageux; tels sont l'extrait aqueux de feuilles d'artichaut, le chlorure de sodium, l'extrait de persil, de feuilles de noyer, etc., etc.... — Quelques guérisons obtenues, comme par hasard, jamais des succès constants.

Voilà bien des moyens indiqués pour guérir les fièvres intermittentes : s'il est vrai, comme on l'a dit, que la multiplicité des remèdes proposés contre une maladie prouve l'impuissance de la thérapeutique à son endroit, on pourrait penser que la fièvre intermittente est des plus difficiles à détruire. Grâce au quinquina, il n'en est pas ainsi ; cependant, comme les causes qui produisent lez accidents périodiques sont des causes endémiques, permanentes, ne cessant pas d'agir avant comme après l'emploi du fébrifuge, on rencontre de temps en temps certains cas de fièvre intermittente qui résistent à tous les traitements, au sulfate de quinine comme à tous les autres moyens vantés à outrance. Les détracteurs de la médecine n'ont pas manqué de dire : *Le remède le plus héroïque, le sulfate de quinine, ne guérit pas toujours.* Oui, sans doute, il demeure inefficace dans certains cas *très-exceptionnels.* Mais y a-t-il là rien qui doive nous décourager ? Les médecins des petites localités, qui ont généralement l'habitude de guérir et qui guérissent souvent, ne s'abandonnent pas si facilement au scepticisme médical. Ils n'ont été que trop douloureusement scandalisés par certaines discussions qui semblaient mettre en suspicion, au sein des sociétés savantes, les ressources les plus accréditées de la thérapeutique. N'avons-nous pas eu le déplorable scandale de voir menacés de prohibition les révulsifs de toute espèce avec lesquels on enraye presque à coup sûr la plupart des phlegmasies qui sévissent sur les travailleurs des champs? On a osé dire : *Les révulsifs ne guérissent pas.* — Allons donc..... c'est que vous ne les avez jamais employés, c'est que vous ne savez pas vous en servir. Auscultez attentivement votre malade, posez les *loco dolenti*, et vous verrez si cette irritation à la peau, si vous la produisez large et longtemps soutenue, ne se fait pas au bénéfice de l'inflammation intérieure. Que ce soit par transposition ou par substitution, par dérivation ou par révulsion, — querelle de grammaire ou de dictionnaire, — peu importe; mais l'homme qui étouffait hier respire aujourd'hui librement; mais la phlegmasie qui menaçait hier la vie du malade tend aujourd'hui à se résoudre, et vous avez conscience d'avoir conservé à une famille désolée celui de qui dépend son bonheur et son aisance. — Soyez donc reconnaissant envers votre art; apprenez à le respecter et guérissez votre esprit de cette cachexie intellectuelle qu'on appelle le scepticisme scientifique. — Tout en tenant compte des influences locales, du climat, de la saison, de l'idiosyncrasie, de l'état général, des phénomènes salutaires ou funestes que le principe vital peut faire survenir, etc....., allez à la recherche de l'organe malade, employez les grandes ressources de la thérapeutique, la saignée, l'émétique, l'opium, le quinquina, etc....., et vous verrez si aujourd'hui, comme autrefois, on ne guérit pas souvent.

Retranchez ces épidémies qui empruntent leur mauvais génie à des influences encore occultes, qui viennent semer le deuil dans les populations et navrer le cœur des médecins; retranchez, dis-je, ces épidémies meurtrières, et vous verrez si la science que nous a enseignée le vieillard de Cos n'est pas celle qui arrache le plus grand nombre de victimes à la mort. Les bonnes doctrines médicales seront toujours au nombre des influences les plus puissantes pour augmenter la durée moyenne de la vie humaine. Mais si les médecins n'avaient pas foi dans leur art, il n'en serait plus ainsi. L'irrésolution et le défaut d'instruction pratique ne tarderaient pas à paralyser leur action bienfaitrice. Egarés dans les conjectures du doute, ils n'apercevraient plus les indications; ils laisseraient se transformer en maladies mortelles des lésions curables de leur nature, et dans cet état de choses, la médecine ne serait plus la science protectrice de la santé et de la vie des hommes. Dans telles circonstances, tel remède réussit presque toujours; donc il convient de l'employer. S'il vient à échouer, il n'y a pas de quoi jeter le manche après la coignée, persistez, et chez les autres malades vous réussirez. Vous pourrez citer un malade sur lequel les révulsifs ont échoué; mais il y en a cent autres qui leur sont redevables de la vie. Pour un malade qui n'aura retiré aucun avantage de l'emploi du sulfate de quinine, vous en rencontrerez mille qui doivent à ce précieux médicament la suppression d'une fièvre intermittente plus ou moins pernicieuse.

Si les accès de fièvre ont résisté à la quinine, à la poudre de quinquina jaune, à l'arsenic, à l'opium, à l'émétique, etc....., il ne faut pas abandonner le malade à lui-même. Il est d'autres moyens qui ont été expérimentés quelquefois avec succès. On peut les essayer en les appropriant à l'idiosyncrasie du sujet. En première ligne, nous accordons quelque confiance à un large emplâtre vésicatoire anglais appliqué sur l'épigastre douze ou quinze heures avant le retour présumé de la fièvre. L'irritation qu'il produit en cet endroit éveille toutes les sympathies nerveuses, produit une perturbation générale et dérange ainsi le cours de la périodicité. Nous nous sommes souvent bien trouvé de l'emploi de ce moyen.

Les antispasmodiques, donnés à haute dose, réussissent quelquefois et peuvent être essayés sans inconvénient. Voici une formule de certaines pilules en faveur dans certaines officines :

℞ Assa fœdida. . . . . Extrait de valériane.	ãã 1 gramme.
Castoreum. . . . . Camphre.	ãã 50 centigrammes.

F. s. l. — Trente-deux pilules. — A prendre une ou deux toutes les deux heures pendant l'apyrexie.

Je me suis bien trouvé d'ajouter à cette formule 15 ou 20 centigrammes de tartre stibié, ou de l'associer avec celle des bols de Desbois de Rochefort.

On avait indiqué, comme un précieux moyen antipériodique, des frictions faites sur la colonne vertébrale avec l'essence de térébenthine, additionnée de laudanum dans les proportions de 5 p. 100 (1). J'ai souvent fait usage de ce genre de liniment. Je faisais frictionner l'épigastre en même temps que le trajet du rachis; et si ce remède n'a pas sous ma direction guéri les fièvres intermittentes, il m'a paru du moins pouvoir être employé avec avantage, à titre d'adjuvant, pendant que le malade prenait d'autres antipériodiques à l'intérieur. J'en dirai autant des frictions sur la partie interne des cuisses avec le liniment fébrifuge de Chrétien, dont voici la formule :

℞ Opium brut.	3	grammes.
Camphre.	2	—
Quinquina gris en poudre.	5	—
Rhubarbe en poudre.	5	—
Alcool.	250	—

Laissez macérer pendant quelques jours et passez.

Avant la découverte du quinquina, on s'ingéniait

(1) Voy. *Bulletin de thérap.* Mai 1846.

de mille façons pour combattre les accès de fièvres dans les contrées marécageuses, et on avait alors imaginé ces *épicarpiques* ou topiques irritants, appliqués au-dessus des poignets. Ces moyens sont restés dans les usages populaires. J'ai vu souvent employer dans les campagnes l'écorce ou la feuille de noyer serrées autour du poignet sur l'artère radiale. M. Ebrard, de Nîmes, emploie l'écorce de la racine du même arbre macérée dans le vinaigre, et il cite des exemples de guérison (1). Cette application produit en peu de temps une vive douleur, et doit être faite trois heures avant l'invasion de l'accès. Des effets identiques sont obtenus avec la pellicule interne d'un œuf de poule, avec laquelle les paysans habillent l'extrémité du doigt auriculaire deux heures avant le retour de la fièvre. Au nombre de tous ces remèdes empruntés à l'antique médecine, et que les bonnes femmes des campagnes ont conservé en grande vénération, il faut citer des emplâtres balsamiques que j'ai souvent rencontrés appliqués sur les avant-bras de mes malades. En 1835, le *Journal de Chimie médicale* donna la formule d'un de ces emplâtres composé de parties égales de térébenthine, d'oliban, de myrrhe, d'aloès et de baume du Pérou (2). Il va sans dire que peu

(1) Voy. *Revue thérap. du Midi*, 1857.
(2) T. Ier, p. 195.

enclin à prescrire des remèdes dont je ne comprends pas l'action, je n'ai jamais conseillé de semblables moyens; mais l'occasion d'en constater les effets ne m'a pas manqué dans ma pratique rurale. Contre les fièvres intermittentes de récente date, ils échoueront constamment. Pour les fièvres, plusieurs fois récidivées, ils peuvent réussir comme tout autre moyen plus ou moins irrationnel. Une émotion morale, une amulette, une conjuration contre les malins esprits, un breuvage quelconque, une indigestion de raisins acquise intentionnellement, tout peut réussir contre les vieux accès de fièvre. De là l'histoire de toutes ces guérisons merveilleuses, qui ne sont dues qu'au hasard. Tel agent réussit chez l'un et échoue chez un autre. Ainsi l'emplâtre balsamique fit disparaître la fièvre chez Jeanne Bayle qui, depuis six mois, avait vainement suivi un traitement rationnel : quinquina, arsénic, opium, tartre stibié, révulsifs à l'épigastre et sur la région de la rate, etc., tout avait échoué, rien n'avait pu arrêter la périodicité. Je perdis cette malade de vue, et quelques mois après elle m'apprit qu'elle avait été guérie par l'application d'un emplâtre balsamique sur l'avant-bras. Sa voisine usa inutilement du même moyen, mais elle fut débarrassée de ses accès en avalant un autre remède populaire; savoir :

℞ Un litre de vin blanc.
Huit feuilles de lierre rampant.

Une tête de pavot.

Dix grammes de sel marin.

F. s. l. Bouillir jusqu'à réduction de moitié. — A prendre tout d'un trait une heure avant l'accès (1).

Une des conditions essentielles pour guérir la fièvre intermittente, c'est une grande soumission de la part du malade en ce qui concerne le régime. Une

(1) J'ai retrouvé cette formule dans les manuscrits d'Etienne Dufaud, qui exerçait la médecine à Rabastens au commencement du seizième siècle, et qui nous a laissé une relation fort curieuse de la peste qui avait ravagé notre pays à la fin du quinzième siècle.

En lisant ces notes manuscrites, on voit qu'alors comme aujourd'hui les fièvres étaient très-fréquentes dans le canton de Rabastens. Il porte son attention principalement sur les fièvres quartes et indique les moyens suivants, tels que je vais les transcrire.

Une heure avant l'accès, deux doigts dans un verre de vin blanc clairet, dans lequel on a fait tremper la poudre de graine d'hièble. — Une drachme pour délicats, une drachme et demi pour robustes.

Autre remède. — Même préparation remplaçant la graine d'hièble par la noix muscade. — On pourra aussi en frictionner le rachis.

Autre remède. — Une pilule avec trois grains poivre noir et un grain rhubarbe, trois heures avant l'accès.

Autre remède. — Gros comme une fève de sel indien (carbonate de potasse), excellent contre l'âpreté et la siccité de la langue des fébricitants.

Autre remède — et risum teneatis..... — Suspendre au cou le cœur arraché d'un animal vivant, ou un sachet contenant deux cantharides et une toile d'araignée.

Régime des fébricitants. — 1° boire vin pur ; 2° manger sobrement la veille de l'accès, et garder la diète le jour de la fièvre; 3° avaler tous les matins un œuf frais mollet avec six grains de poivre; 4° viande substantielle, celle de porc excepté.

alimentation trop abondante, une boisson froide, un vêtement trop léger, peuvent non-seulement rappeler la fièvre lorsqu'elle vient d'être guérie, mais encore faire échouer l'action antipériodique des remèdes, lorsqu'ils viennent d'être prescrits pour enlever les accès. Une des préoccupations constantes du médecin doit être celle de bien diriger son malade à cet égard. Il doit surtout aviser contre la grande tendance que la maladie affecte pour les récidives. Nous avons dit que les accès se reproduisent le plus habituellement dans nos contrées, le onzième, le quatorzième ou le vingt et unième jour. On a conseillé d'administrer le sulfate de quinine à titre préventif la veille du jour où la fièvre a plus de chance de se montrer de nouveau, c'est-à-dire le dixième, le treizième ou le vingtième après qu'elle a été coupée. Certains praticiens ont manifesté une grande confiance dans l'exécution de ce précepte. Je l'avais emprunté à la vieille expérience de mon père; cependant je confesse n'en avoir retiré que de fâcheux résultats. Et d'abord j'ai observé que lorsque les fièvres d'accès tendent à se reproduire, les rechutes sont plus fréquentes lorsque la fièvre a été coupée par la quinine que lorsque les accès ont été chassés par la poudre de quinquina ou par le *bolus ad quartanam* de Desbois de Rochefort. Ensuite, ce n'est pas sans inconvénient que les malades sont trop souvent mis à l'usage de l'alcaloïde quinique.

Une sorte d'accoutumance ne tarde pas à s'établir, et avant peu la propriété antipériodique de la quinine disparaît. En vain on double la dose, la fièvre n'en revient pas moins. Le remède est cher, il n'a pas réussi, et le malade ne pardonne pas au médecin son insuccès. A la campagne il faut guérir promptement et à peu de frais, sinon le client disparaît et va se jeter dans les filets de certains flibustiers de la profession médicale. Lors donc qu'il s'agit d'empêcher une rechute, je donne la préférence à la poudre de quinquina jaune, administrée selon le mode précédemment indiqué. Mais en première ligne nous préconisons l'usage des bols de Desbois de Rochefort, additionnés de quelques centigrammes d'opium. Cette préparation est, sans contredit, celle qui s'oppose le plus efficacement aux récidives de la fièvre intermittente.

La tendance à se reproduire, qui est inhérente à l'affection que nous étudions, constitue sa plus grande gravité. Aussi, c'est contre cette fréquence facile des rechutes que doivent tendre tous les efforts de la thérapeutique. Ce doit être un sérieux sujet de méditation pour le médecin consciencieux qui prend en sollicitude le sort des malheureux qui lui ont confié la direction de leur santé. Il n'aura la satisfaction de réussir qu'en se rendant bien compte de la nature de la maladie. En effet, ce n'est pas seulement des accès, de leur retour périodique qu'il faut s'occuper, il faut aussi chercher à guérir l'altération du sang, qui constitue le fond de la maladie et qui est le résultat de l'intoxication occasionnée par les produits gazeux plus ou moins délétères que nos terres cultivées versent dans l'atmosphère. Nous nous sommes étendus, dans les chapitres précédents, sur les effets de cette intoxication caractérisée par une augmentation de sérum et une diminution de fibrine. Cette altération du sang se traduit à l'observation clinique par une coloration jaune terne de la peau, et par la production de sueurs fétides et contagieuses avec une perte progressive des forces et une adynamie toute particulière. Les malades ont de la céphalalgie, de la titubation, de l'anorexie, et souvent un commencement de bouffissure à la face et aux malléoles. Ces symptômes peuvent, dans certains cas, survenir d'emblée, précéder les accès, ou ne devenir évidents qu'après la manifestation de la périodicité. Ainsi, pendant la saison où la fièvre intermittente règne dans sa plus grande intensité, on rencontre des cultivateurs qui sont subitement pris d'une lassitude générale avec un peu de céphalalgie, quelquefois de la torpeur dans les idées, de l'hésitation dans la démarche, les lèvres et la langue pâles, comme anémiques, anorexie et vomituration. La face prend aussitôt une teinte jaunâtre ou terreuse caractéristique ; le pouls est ordinairement lent, et si on ne combat pas cet état par les moyens que nous allons indiquer, un premier accès de fièvre ne tarde pas à se manifester.

Dans certains autres cas, cet état, qui n'est que l'expression de l'intoxication tellurique, ne se dessine que lorsque le malade a déjà enduré deux ou trois accès, que ceux-ci aient été abandonnés à eux-mêmes ou combattus par le sulfate de quinine.

Cette intoxication peut se transmettre de la nourrice au nourrisson. La mère ayant les accès de fièvre, j'ai souvent vu l'enfant devenir pâle et bouffi; il vomit le lait, et après dix ou douze jours, il est lui-même atteint de fièvre intermittente, et pour lui le rhythme intermittent est le plus ordinairement quotidien.

Il est donc établi qu'en dehors de la forme intermittente de la fièvre, il existe un état cachectique propre aux sujets influencés par le miasme des terres argileuses cultivées. Cette cachexie a pour cause une altération du fluide sanguin, et c'est cette altération survenue dans les principes constituants du sang, qui est la cause des rechutes de la fièvre intermittente. Il faut la combattre avec soin et persistance, si l'on tient à ne pas voir reparaître les paroxismes fébriles. Elle mérite toute l'attention du praticien, car tant qu'elle persiste le malade ne peut être considéré comme guéri. — Quels sont les moyens les plus efficaces à lui opposer?

M. Trousseau a écrit une phrase que nous ne saurions accepter comme une vérité démontrée. Il dit que « le quinquina est le médicament le plus propre » à guérir cet état cachectique particulier de l'éco- » nomie dans lequel sont jetés ceux qui ont été ex- » posés aux émanations marécageuses : or, comme » cet état s'accompagne presque toujours d'accidents » périodiques, le quinquina détruit le cours de la » périodicité et partant la périodicité elle-même (1). » Mais tous les jours nous voyons le quinquina rompre la péridiocité chez des malades qui la tiennent de toute autre cause que de l'empoisonnement miasmatique. Au début de la phthisie ou de la fièvre typhoïde, dans les maladies des voies urinaires, pendant le travail de la dentition des enfants, etc., la quinine ne guérit pas la maladie, mais elle fait disparaître les exacerbations périodiques de la fièvre. D'autre part nous ferons observer que pour nos malades influencés de longue date par les émanations telluriques, si on prolonge l'administration de l'alcaloïde antifébrile au delà des doses et du temps nécessaire pour chasser les accès, on aggrave l'état général du malade, on n'empêche pas la diffluence du sang de faire des progrès. La poudre de quinquina n'a pas sous ce rapport des inconvénients aussi marqués que la quinine.

Ce n'est donc pas ce médicament qui pourra neu-

(1) Voy. *Traité de thérap.*, t. II, p. 236, 1re édition.

traliser l'intoxication tellurique. L'agent le plus sûr, le plus puissant contre cet état cachectique, visible ou latent, c'est le tartre stibié. Sous son influence les malades reprennent leurs forces, et leur teint jaune terreux revient à sa nuance normale. Comme l'économie entière se trouve profondément modifiée, ce ne sont pas de petites doses d'émétique qu'il faut administrer, c'est avec des doses élevées qu'il faut agir. Pour obtenir la tolérance on associe les préparations antimoniales avec l'opium, et d'après les idées que nous avons précédemment développées, nous ne les faisons arriver dans l'estomac que sous le sauf conduit d'une substance contenant une certaine proportion de tanin. Nous nous sommes arrêté à la formule suivante.

℞ Quinquina rouge ou écorce de chêne. . } ãã 6 grammes.
Espèces aromatiques. . . . . }

F. s. l. 120 grammes d'infusion en vase clos. — Coulez et ajoutez :

Sirop diacode. . . . . 25 grammes.
Tartre stibié. . . . . 3 à 4 décigrammes.

Mêlez. — Une cuillerée toutes les six heures.

Le même remède ramené à des doses convenables convient aussi pour les enfants que la quinine a débarrassés de la fièvre et qui sont restés pâles, bouffis et en état d'imminence du retour des accès. Chez eux comme chez l'adulte, l'alcaloïde du quinquina chasse la périodicité, mais ne détruit pas le principe morbifique, l'intoxication tellurique. L'organisme s'en débarrasse quelquefois tout seul ; mais il est prudent de lui venir en aide par l'action modificatrice d'un agent énergique, et en première ligne, nous le répétons, nous donnons la préférence au tartre stibié.

Après l'émétique, nous signalerons l'arsenic comme une autre modificateur très-puissant, capable de neutraliser cet état particulier qui persiste après la cessation des accès de fièvre. Je l'ai employé souvent dans cette intention, et il m'a paru avoir une action préservatrice incontestable contre la tendance de cette maladie aux rechutes. — Joseph Vernhes, âgé de 28 ans, avait usé de tous les moyens, s'était gorgé de quinquina et n'en était pas moins à sa neuvième récidive. Un lavement avec deux grammes de quinine fut prescrit pour rompre de nouveau la périodicité, et immédiatement le malade fut mis à l'usage de l'acide arseniceux. Chaque trois heures et pendant vingt-quatre jours il eut la constance d'avaler un paquet de poudre contenant chacun deux décigrammes sucre de lait et deux milligrammes acide arseniceux. Rapidement il sentit les forces et l'appétit revenir, son teint prit une meilleure couleur et la fièvre n'est plus revenue.

Dans les mêmes circonstances, le calomel peut agir comme modificateur de l'économie, en même temps que comme agent purgatif; il peut débarrasser l'économie et expulser le principe miasmatique par la voie des sécrétions intestinales. Nous en reparlerons bientôt à l'occasion du traitement des accidents consécutifs aux fièvres intermittentes.

Les préparations martiales peuvent aussi être avantageusement employées pour s'opposer à l'altération survenue dans les proportions des principes constituants du sang, c'est-à-dire à la cause principale des rechutes. Nous leurs donnons même la préférence à tout autre moyen pour les femmes soupçonnées d'un peu de chlorose. Le fer réduit par l'hydrogène est une excellente préparation. Le sirop de perchlorure de fer convient à merveille lorsqu'il y a tendance au dévoiement. Associé à un régime tonique il réussit à donner une impulsion favorable à tout l'organisme et à reconstituer ainsi la composition normale du sang. Pour les familles pauvres, à la campagne, j'ai souvent prescrit comme suit.

℞ Eau distillée. . . . . 180 grammes.
Sulfate de fer non effleuri. . . . . 1 —

Mêlez. — Trois fois par jour, au moment du repas, une cuillerée dans demi verre d'eau sucrée ou miellée.

Traitement des accidents consécutifs. — Le traitement de la fièvre intermittente n'est pas terminé lorsque la thérapeutique est parvenue à supprimer les accès. La quinine suspend la fièvre ; mais l'organisme reste malade, et si le praticien inexpérimenté s'obstine dans l'administration du sulfate de quinine le malade demeure languissant ; la fièvre devient erratique ou continue et l'on est alors réduit à souhaiter le retour de la périodicité. Ces considérations se trouvent développées dans la deuxième leçon sur la perpétuité de la médecine du professeur Lordat (1). Boerrhave et Sydenham, dont les noms sont d'un si grand poids dans la médecine d'observation, ont donné de sages préceptes sur les accidents qui se produisent après la cessation des pyréxies périodiques. Dans ces cas-là les malades sont faibles, sans entrain, dans un état qui n'est ni la santé ni la maladie et qui persiste jusqu'à ce qu'un traitement convenable ait été institué ou qu'il se soit produit un mouvement naturel et salutaire dans l'organisme. On a signalé l'influence curative qu'avait la grossesse sur l'engorgement de la rate et des principaux viscères abdominaux que laissent après elles certaines fièvres périodiques. J'ai vu une jeune dame qui, après trois récidives de fièvre d'accès, restait pâle, faible et sans appétit. Elle devint grosse et aussitôt son teint changea, ses forces revinrent ainsi que l'appétit et la fièvre intermittente ne s'est plus représentée.

Alibert ayant remarqué que les accidents, d'ailleurs très-divers, qui se montrent dans la convalescence des maladies paludéennes cessent quelquefois

(1) Page 197.

après des déjections bilieuses très-abondantes, après des urines très-copieuses (1), a proposé le calomel comme agent curatif. Le même médicament est encore préconisé dans un article anonyme que nous avons précédemment cité du *Bulletin de thérapeutique*, sur les accidents les plus immédiatement consécutifs aux fièvres d'accès. L'observation enseigne que le calomel est le seul purgatif qui puisse convevenir dans les maladies dont nous nous occupons. Administrez tout autre purgatif, laxatif ou drastique, et les accès reparaîtront. Le calomel seul exerce une influence avantageuse sur l'économie, de manière à agir comme évacuant sans provoquer le retour de la fièvre. Pendant deux ou trois jours le malade pourra prendre 60 à 80 centigrammes de proto-chlorure de mercure, et le malaise, l'abattement, l'anorexie, la tension des hypocondres qui avaient succédé aux accès fébriles disparaîtront.

Du reste tous les modificateurs puissants conviennent dans ces cas. Je me suis souvent très-bien trouvé du tartre stibié à haute dose. Bonnelasvay et Cahuzac, tous deux âgés de quarante-cinq ans, et travaillant ensemble aux moissons de 1857, avaient eu chacun trois accès de fièvres intermittentes tierce, un vomitif et un gramme de sulfate de quinine avaient congédié la périodicité, mais ils étaient faibles, sans

(1) *Traité des fièvres pernicieuses.*

appétit et tourmentés par une soif continuelle quoiqu'ils eussent la langue large, humide, et les lèvres décolorées. Je prescrivis 30 centigrammes de tartre stibié dans 100 grammes de julep gommeux, additionné de 20 grammes de sirop diacode, à prendre par cuillerée d'heure en heure. En deux ou trois jours la santé des deux travailleurs fut rétablie.

Les préparations arsénicales peuvent être encore employées avec avantage dans ces sortes de cas.

Le chlorure de sodium qui ne m'a semblé avoir aucune propriété antipériodique m'a souvent rendu de grands services comme reconstituant chez les convalescents de la fièvre intermittente, au teint jaune terreux, au visage bouffi, etc... Voici la formule la plus convenable dans ces circonstances.

℞ Eau de canelle.	90	grammes.
Sirop simple.	30	—
Chlorure de sodium (liq. de Labarraque). .	30	—

Mêlez. — Une cuillerée matin et soir.

Les accidents dont nous nous occupons en ce moment, c'est-à-dire ceux qui se montrent chez les sujets, qui, quoique débarrassés des retours périodiques de la fièvre ne reviennent pas promptement à la santé, varient de forme à l'infini. Tantôt une sorte d'irritation générale disséminée dans tous les organes présente un ensemble qui a pour indication les antiphlogistiques et les adoucissants, tantôt une atonie générale ou le ralentissement de toutes les fonctions exige l'emploi des toniques et des stimulants. Dans le premier cas, l'opium peut trouver place; dans le second, les antispasmodiques à haute dose produisent de bons résultats. Le camphre et l'assa fœtida conviennent très-bien contre cette torpeur particulière que l'on observe très-souvent chez les fébricitants vers la saison d'automne, qui est celle de la plus grande activité de l'endémie. J'en ai retiré de bons effets chez les sujets pâles et bouffis, qui, affaiblis par de nombreux accès, présentent une lenteur particulière des fonctions intellectuelles. — Chez certains malades une céphalalgie opiniâtre persiste longtemps après que le sulfate de quinine a fait disparaître la fièvre. Quelques centigrammes d'extrait gommeux d'opium suffisent pour les débarrasser de cette cruelle souffrance. — Chez quelques autres vous observerez des tremblements nerveux et un malaise général; il y a de la confusion dans leur prononciation, ils vacillent en marchant. Les pilules de Méglin, additionnées de la manière suivante, ne manquent jamais de les guérir en quelques jours.

℞ Masse pilulaire de Méglin	2	grammes.
Sulfate de quinine	75	centigrammes.
Tartre stibié	30	—
Miel	Q. s.	

F. s. l. Vingt pilules. — Deux le matin, à midi et le soir.

L'accident consécutif des fièvres intermittentes, qui, par sa gravité, domine tous les autres et mérite au premier chef d'attirer toute l'attention du praticien réfléchi, est *l'hydropisie*. En parlant des hydropisies consécutives aux fièvres d'accès, nous avons établi qu'il en existait de trois espèces; c'est surtout au point de vue du traitement que cette distinction est importante. Les uns sont le résultat d'une subirritation du péritoine, les autres d'une néphrite sub-aiguë et le plus grand nombre sont la conséquence des progrès de l'altération du sang. (Voir plus bas, page 121.)

Dans le premier cas l'hydropisie affecte la forme d'une ascite plus ou moins isolée. Elle doit être combattue par des cataplasmes émollients *loco dolenti*, par des embrocations mercurielles, des boissons mucilagineuses légèrement nitrées, par le calomel à dose purgative; et si la collection séreuse ne cède pas promptement ou ne cède qu'incomplètement, de larges révulsifs sur les hypocondres ne manqueront jamais d'en amener la parfaite résolution. Toutefois il faut bien observer s'il ne reste pas quelques vestiges du mouvement fébrile périodique. En semblable occurrence le premier soin devrait être de faire disparaître la périodicité, car l'irritation du péritoine s'accroît ou recommence à chaque paroxisme.

Lorsque l'hydropisie qui vient après les accès de fièvre a pour cause une irritation plus ou moins prononcée du tissu des reins, l'épanchement envahit d'emblée les parties inférieures, depuis les malléoles jusques vers le diaphragme. La guérison, dans ces cas, est ordinairement facile à obtenir, des sangsues à l'anus ou dans la région des reins, les boissons mucilagineuses, la cessation de toute préparation de quinquina, un régime rafraîchissant, etc., suffisent pour faire disparaître en quelques jours toute trace d'enflure.

L'anasarque ou l'épanchement passif et général résulte de la diffluence du sang et résiste plus longtemps aux moyens de traitement. Les purgatifs ne peuvent être employés sans rappeler les accès fébriles. Le nitrate de potasse, selon la méthode de M. Nepple, ne m'a jamais réussi. L'usage d'une mixture sudorifique et apéritive m'a paru avoir de meilleurs effets. En empruntant la formule à J. Franc, on peut la composer comme suit :

℞ Infusion de sureau.	150	grammes.
Acétate d'ammoniac.	18	—
Oxymel scillitique.	16	—
Tartre stibié.	20	centigrammes.

Mêlez. — Une cuillerée toutes les deux heures.

M. Berthulus remplace le tartre stibié par 8 grammes de teinture de canelle (1).

(1) *Des fièvres intermittentes*, mémoire couronné par la Société de Bordeaux, p. 68.

Sous l'influence de ce remède, qui a pour effet d'augmenter toutes les sécrétions, il est ordinaire de voir diminuer rapidement l'épanchement, et la cure sera terminée par les bols de Desbois de Rochefort, ou par le vin diurétique amer de la charité.

Il ressort des préceptes que nous venons d'exposer que le diagnostic est la base du traitement des hydropisies qui surviennent dans la convalescence des fièvres intermittentes. De la distinction de la cause organique qui les produit résulte le choix convenable du mode de traitement; et si la méthode curative choisie par le médecin correspond au genre d'hydropisie qu'il a à combattre, il est à peu près assuré du succès.

CHAPITRE IX.

FIÈVRES RÉMITTENTES OU PSEUDO-CONTINUES.

Les maladies occasionnées par les miasmes des marais et celles qui, dans nos contrées, n'ont pour agent producteur que les émanations qui s'élèvent au-dessus des terres en culture, constituent une nombreuse famille d'affections dont la phénoménisation diverse s'affaiblit ou s'accroît selon le degré plus ou moins prononcé de l'intoxication. Tantôt l'aggravation porte sur la gravité de l'accès, de manière à ce que celui-ci peut devenir pernicieux, c'est-à-dire mortel, tantôt c'est par la longue durée du paroxysme que la nocivité des redoublements se manifeste. Les paroxysmes se prolongent tellement qu'ils se touchent ; la fièvre devient sub-intrante, comme on le dit alors ; elle devient continue en apparence ou *pseudo-continue*, ou bien l'apyrexie, toute courte qu'elle est, n'en reste pas moins appréciable, et la fièvre prend la forme rémittente, c'est-à-dire continue, avec des paroxysmes bien manifestes.

Dans certains cas, et ce sont les plus nombreux, les fièvres à quinquina ne deviennent continues que par une complication phlegmasique. Dès le premier accès, la muqueuse gastrique ou intestinale, ou bien un viscère interne, le poumon ou les méninges se congestionnent; l'accès cesse, mais la phlegmasie déjà établie soutient l'exaltation fébrile, fait que la fièvre devient *continue*, ou du moins permanente, tant que dure l'inflammation viscérale interne. Seulement, en observant attentivement le malade, on ne manquera guère de remarquer à certaines heures une aggravation de malaise, de chaleur et de fièvre, c'est-à-dire un redoublement, un paroxysme. Combattez l'élément phlegmasique, et la fièvre deviendra intermittente. — D'autre part, M. Nepple a observé que, dans les années très-chaudes, les fièvres des marais débutent souvent par le type rémittent et même par le type continu. Dans nos contrées exemptes de marais, mais plus ou moins argileuses et cultivées, lorsque l'été a été chaud et sec, vous verrez, à la fin d'août ou au commencement de septembre, se multiplier les fièvres pseudo-continues. Alors que toutes les circonstances ont été favorables au dégagement des miasmes telluriques, la continuité de la fièvre peut n'avoir d'autre cause que l'intensité de l'intoxication, que la dose élevée ou la subtilité du poison. L'organisme, travaillé par cet agent occulte, entre dans une série de réactions qui perturbent toutes les fonctions et rendent le mouvement fébrile permanent. M. Boudin a parfaitement démontré, en comparant les fièvres intermittentes simples et régulières des contrées septentrionales avec la fièvre pseudo-continue des climats méridionaux, que « les divers types des fièvres, » depuis le plus rare jusqu'au type continu, doi» vent être considérés comme l'expression d'une » intoxication progressivement croissante par le » miasme pyrogénésique; intoxication dont le de» gré le plus élevé répond, — *la résistance de l'or» ganisme étant supposée la même*, — à la conti» nuité la plus complète, comme le plus faible » détermine les accidents morbides les plus *dis» tants, les plus intermittents* (1). »

Ainsi, les fièvres rémittentes ou continues, du moins en apparence, ne sont que des variétés de forme d'un seul et même fond pathologique, reconnaissant pour cause essentielle une intoxication miasmatique commune à toutes les affections périodiques, lesquelles peuvent être aggravées, soit par une réaction plus ou moins phlegmasique concentrée sur un viscère interne, soit par la *malignité* du miasme qui a produit une déviation dans la composition du fluide nourricier de l'homme. Cette théorie n'est peut-être pas celle adoptée par tous les

(1) Ouvrage cité, p. 123.

auteurs qui se sont occupés de ce genre de maladies; mais évitons toute discussion, je n'écris pas un travail de critique. Pour moi, la pathogénie des maladies que j'ai étudiées dans nos climats tempérés m'a paru être telle que je viens de l'exposer.

Des accidents continus, avec des paroxysmes périodiques et une apyrexie quelquefois tellement courte qu'elle passe comme une ombre, selon l'heureuse expression de M. Maillot, paroxysmes qui débutent souvent par un léger et court frisson, et qui se terminent par un peu de sueur et de moiteur, voilà ce qui caractérise la fièvre rémittente. — Le même fond de maladie, avec une confusion telle dans la marche des accidents qu'il est à peu près impossible de découvrir le moment où commencent et où finissent les accès, voilà ce que c'est que la fièvre pseudo-continue, c'est-à-dire continue quant au type, mais non au point de vue des indications spéciales qui commandent l'emploi des antipériodiques.

La fièvre rémittente et les paroxismes occultes des fièvres pseudo-continues affectent presque toujours le type quotidien, et quelquefois le type double tierce. Jamais ils n'en affectent d'autres. Tantôt la fièvre est continue dès le début, et ne devient rémittente qu'après deux ou trois jours d'accidents continus et uniformes; d'autrefois la fièvre est rémittente au début, et abandonnée à elle-même on la voit devenir rémittente ou franchement pseudo-continue. Ainsi la rémittence, la subintrance et la pseudo-continuité des fièvres peuvent se confondre, et voilà pourquoi il n'est pas irrationnel de les décrire dans un seul et unique chapitre.

Raconter les symptômes d'un paroxisme d'une fièvre rémittente, ce serait redire ce que nous avons dit en décrivant un accès de fièvre intermittente. Plus ou moins de froid au début, plus ou moins de sueur au déclin et dans l'intervalle du malaise, de la chaleur, de la céphalalgie, de la soif, des nausées, de l'agitation, etc.

Ce dernier genre de symptômes avec certaines aggravations qui se manifestent vers tel organe ou vers tel autre sont les seuls qu'on observe, et qui persistent jusqu'à l'administration du quinquina dans les fièvres pseudo-continues. Mais dans la fièvre rémittente, une fois les exacerbations terminées, les accidents semblent se calmer et l'apyrexie s'établirait complète, comme dans la fièvre intermittente simple, si quelque chose, si quelque irritation interne n'entretenait la fièvre. Il reste, après le redoublement de la chaleur à la peau, de la fréquence dans le pouls, une grande faiblesse, un peu de céphalalgie, de la sécheresse à la bouche, de la soif, etc..... et s'il existe une complication phlegmasique, tous les symptômes propres à l'inflammation de l'organe affecté : la céphalalgie, la rêvasserie, le coma, etc..... si la réaction inflammatoire se passe du côté du cerveau; de la toux, de la dyspnée, etc..... si elle a son siége au poumon; de la diarrhée, de la soif, de la sensibilité à l'ombilic ou à l'épigastre, si elle est concentrée vers les intestins.

Cependant les auteurs du *Compendium de médecine* font observer (1), et avec juste raison, que les caractères qui appartiennent à la fièvre rémittente ne sont pas toujours faciles à établir, et voici ceux qui leur paraissent avoir le plus d'importance. Il faut : 1° que la fièvre reconnaisse pour cause l'intoxication propre aux fièvres d'accès; 2° que les lésions qui compliquent la fièvre ne soient que secondaires et ne constituent pas le fonds de la maladie, 3° qu'une certaine régularité se manifeste dans les retours périodiques des redoublements; 4° que dans la rémission il n'y ait que diminution des symptômes et disparition de quelques-uns d'entre eux, quoiqu'il reste encore de la fièvre; 5° qu'elle soit heureusement modifiée par les préparations de quinquina; 6° quelle ne parcoure pas les périodes propres aux affections continues et puisse s'arrêter brusquement, comme le font les fièvres intermittentes, etc., etc..... Voilà des caractères qui servent à spécialiser les fièvres rémittentes. Ajoutons, avec

(1) T. V, p. 312.

Baume, que le frisson peut manquer, et que la durée d'un paroxisme de fièvre rémittente comparée à celle d'un accès de fièvre intermittente est ordinairement plus courte. Enfin, dans toutes les maladies paroxistiques ou continues de nature endémo-tellurique, on retrouve cette coloration jaune terreuse de la peau, dont nous avons longuement parlé en traitant du diagnostic des fièvres intermittentes. Cette coloration, que le praticien reconnait à première vue, lui vient en aide pour le diagnostic, parce qu'elle se retrouve à peu près toujours dans les maladies que nous étudions. Elle apparait sur le front, sur l'ovale de la figure, et nous lui accordons une grande importance au point de vue séméiotique.

On a décrit des formes diverses de fièvres rémittentes et de fièvres pseudo-continues. Toutes ces pyrexies sont au fond les mêmes. Elles ne diffèrent entre elles que par le genre de complication. Si la fièvre est rémittente, subintrante ou tout à fait continue, parce que l'intoxication est excessive et que tout l'organisme se trouve en travail pour éliminer le principe perturbateur, les symptômes seront multiples, variables et mobiles. La réaction fébrile est très-prononcée; il y a un peu de toux, souvent de la diarrhée, et la teinte jaune spéciale de la peau très-prononcée. Du jour au lendemain les phénomènes varient. Aujourd'hui, c'est la céphalalgie qui prédomine, demain ce sera la gastralgie. Toutefois, on observera dans ces cas un état persistant et très-aigu de lombago. — Lorsque la continuité ou la subintrance de la fièvre est occasionnée par une phlegmasie d'un viscère interne, les phénomènes seront moins mobiles, et se dérouleront de manière à laisser la congestion intérieure se dessiner par les caractères qui lui sont propres. La physionomie de la maladie variera selon le genre de complication. Elle présentera un aspect différent, selon que l'inflammation aura pour siége la muqueuse gastro-intestinale ou pulmonaire, ou les méninges, etc.....

C'est ainsi que la physionomie de l'affection peut changer, bien que la maladie soit la même. Si les auteurs ont vainement cherché à différencier les espèces et à créer des variétés différentes de fièvres rémittentes et de fièvres pseudo-continues, cela tient à ce qu'ils ont considéré la maladie dans son ensemble sans en distinguer la complication. Celle-ci donne aux symptômes une tournure et une marche toute particulière, et il faut toujours s'attacher à la bien reconnaître, sans quoi on tombe dans la confusion. Toutes ces fièvres rémittentes distinguées par les épithètes inflammatoire, muqueuse, gastrique, bilieuse, ataxique, adynamique, nerveuse, etc..... ne sont qu'une maladie à quinquina compliquée par la souffrance de quelques organes, et présentant à cause de cette circonstance une forme différente. Toutefois, ces complications, ces irritations viscérales internes naissent le plus souvent en même temps que les paroxismes ; elles sont donc occasionnées par la même cause que les fièvres endémiques. Ce n'est qu'un degré de plus dans les effets produits par l'agent occulte de l'intoxication. Comme le remarque M. Gintrac, c'est une réaction qui suscite dans l'économie un plus large déploiement de symptômes (1).

La complication la plus ordinaire, celle que l'on rencontre au moins quatre fois sur cinq, c'est celle qui est constituée par une irritation de la muqueuse gastro-intestinale. Cette irritation est quelquefois purement inflammatoire, d'autrefois elle ne reconnaît pour cause qu'une altération particulière des liquides sécrétés sur la continuité du tube digestif. C'est dans la saison des chaleurs qu'on la rencontre très-fréquemment. De ce que en hiver le sang est refoulé vers les organes internes et qu'il est rapporté en été vers la périphérie du corps, les physiologistes ont cru qu'en été il fallait ingérer des boissons fortes, et en hiver se rafraîchir avec des boissons acidules. C'est une vieille fausseté répétée d'âge en âge dans la science et judicieusement réfutée par M. Raymond Fauré.

Il dit avec juste raison (2) que la chaleur en été

(1) Ouvrage cité, p. 720.

(2) *Des fièvres intermittentes et continues*, p. 68.

produit une irritation générale de toute la surface du corps, et par *consensus* dans les organes intérieurs, et l'observation journalière a prouvé que la muqueuse gastro-intestinale recevait directement l'influence irritative des climats et des saisons à température très-élevée. Aussi en été et en automne la complication gastro-intestinale est celle que nous rencontrons le plus fréquemment, et s'il est vrai, comme cela a été dit, que les principes sécrétés se forment dans le sang et que les glandes les reçoivent tout formés, ne pourrait-on pas admettre que dans les maladies endémo-telluriques, le principe miasmatique, cause de l'intoxication, pénètre d'abord dans le sang, que ce principe a pour voie d'élimination les glandes sous-épithéliales du canal alimentaire, que ce principe altère les produits des sécrétions intestinales, et que par la viciation qu'il leur communique celles-ci deviennent irritantes, et tiennent la muqueuse enflammée tant que dure l'élimination du principe intoxicateur ?

Voici deux observations dans lesquelles on trouvera le mode de développement des symptômes propres aux fièvres paroxystiques compliquées d'une irritation gastro-intestinale.

1° Une vieille servante, revenant de vêpres, fut prise d'envies de vomir et de céphalalgie. Le lendemain, ces symptômes s'aggravèrent par un état général de courbature. Le soir, à quatre heures, un frisson se déclara. Je ne la vis que le jeudi. Elle me dit que la fièvre n'avait pas désemparé depuis trois jours, que tous les soirs elle éprouvait des bouffées de chaleur, et qu'elle suait tous les matins vers cinq heures. L'épigastre était très-douloureux à la pression. Elle avait eu quelques selles diarrhoïques. La langue, rouge à la pointe, est large et étalée, ce qui me fait soupçonner une périodicité à type tierce (voir ce qui est dit à la page 106). Supposition d'autant plus probable, que l'aspect général de la physionomie et la couleur jaune terreuse de la peau du visage donnaient à cette malade le faciès propre aux personnes atteintes d'une maladie d'origine tellurique. — Prescription : Un vomitif, et huit heures après sept sangsues à l'épigastre; boissons acidules, diète, etc.....

Le lendemain, j'apprends que la malade a vomi cinq fois et que les piqûres des sangsues ont flué abondamment. Le malaise général a un peu diminué, mais l'aspect de la langue n'a pas changé; une céphalalgie occipitale très-vive s'est déclarée dans la nuit; les bouffées de chaleur se sont reproduites à des heures variables. Je prescris un julep stibio-opiacé à prendre par cuillerée d'heure en heure. Sous l'influence de ce médicament, le calme se rétablit, la céphalalgie occipitale diminue; et après en avoir continué l'usage pendant deux ou trois jours, les bouffées de chaleur sont infiniment moins prononcées, la fièvre devient parfaitement continue ; seulement, on a très-bien observé que, de deux jours l'un, la malade est plus souffrante, qu'elle a la figure plus rouge et la peau plus chaude. Je prescris une potion acidule avec 60 centigrammes de sulfate de quinine. Le lendemain, amélioration marquée, et cessation presque complète de l'état fébrile ; une autre potion fébrifuge la dissipe tout à fait, et la guérison n'eût rien laissé à désirer si l'appétit fût revenu et si la langue ne fût devenue pâteuse et saburrale. Je fis prendre à cette vieille fille un apozème amer et purgatif, selon la formule que j'indiquerai plus tard, et peu de jours après je la trouvai parfaitement guérie.

2° Pendant plusieurs jours une femme forte et robuste, âgée de cinquante ans, fut prise, après les travaux de la moisson, de lombago, de crampes dans les jambes, d'anorexie et de mauvais goût dans la bouche, avec une constipation opiniâtre. Cet état durait depuis cinq ou six jours, lorsque je fus appelé pour la voir. Je constatai un peu de douleur à l'épigastre, la teinte jaune terreuse propre aux personnes influencées par le miasme tellurique. La langue était grosse, ramassée sur elle-même, avec la pointe et les bords très-rouges. La malade accusait des bourdonnements d'oreille et des suffocations générales alternant avec des frissons. Je prescrivis un vomitif et un lavement émollient.

Le vomitif fait rejeter des flots de bile, et le lavement ne diminue en rien la constipation. L'état de la langue est le même, les bourdonnements d'oreille augmentent. Il y a même un peu de céphalalgie frontale. Le pouls est plein et a soixante-douze pulsations. Absence de toute espèce de sueur ou de moiteur. — Prescription : un julep gommeux stibio-opiacé.

Pendant plusieurs jours, je vis la malade tous les matins. Je la trouvai moins abattue, plus calme, et la peau commençait à être un peu moite. Mais j'apprends que tous les soirs, vers quatre heures, elle éprouve une quinte de toux qui est bientôt suivie d'une forte réaction fébrile avec rougeur aux pommettes et céphalalgie violente jusque vers minuit. Sulfate de quinine. — Guérison. — Quinze jours après, comme démonstration de la véritable nature de cette maladie, des accès intermittents, bien dessinés, à type tierce, se déclarent et ne cèdent définitivement que par l'emploi des bols de Desbois de Rochefort.

Après l'irritation gastro-intestinale, la complication la plus fréquente dans les fièvres rémittentes et pseudo-continues est celle d'un degré plus ou moins prononcé de congestion du côté de l'encéphale. En voici un exemple.

Jean Fargues, trente ans, tempérament nervoso-sanguin, est pris tout à coup, le 15 septembre 1855, de céphalalgie et de vomissements avec des tremblements dans les jambes, des bouffées de chaleur et une soif inextinguible. Cet état s'accroît et s'accompagne de sueurs abondantes et à peu près continues pendant quatre ou cinq jours. Je vis alors le malade pour la première fois. Je fus frappé de la teinte jaune terreuse caractéristique pour ce genre d'affections, très-prononcée au cou et au front vers la naissance des cheveux. La langue est lancéolée, avec une traînée brunâtre au milieu. Les dents sont un peu fuligineuses. Le malade se plaint de douleurs atroces dans la tête, le moindre bruit l'exaspère. Il accuse du bourdonnement dans les oreilles, du lombago et des crampes dans les jambes; il y a un peu de diarrhée et des borborygmes; cependant, le ventre est souple. — Dix sangsues aux mastoïdes, limonade émétisée, lavement avec l'eau vinaigrée, etc.....

Le lendemain, même état. — Il y a eu un peu de délire fugace dans la nuit; la fuliginosité des dents et de la langue a augmenté; la sueur et la moiteur ne cessent pas, mais, au dire des assistants, elles augmentent tous les jours vers six heures du matin. — 60 centigrammes de sulfate de quinine à prendre en trois doses.

Aucun amendement n'étant survenu et le délire ayant augmenté, je passe à l'administration du quinquina jaune en poudre. — Trois paquets de

3 grammes à prendre dans demi-verre d'eau miellée. Vingt-quatre heures après, je revois le malade. — La céphalalgie a diminué ; la nuit a été moins agitée. La langue est large, étalée, blanchâtre ; les dents se nettoyent, etc..... 6 grammes poudre de quinquina en deux prises, et lavement avec 1 gramme de quinine. — Guérison. — Un mois après se manifestent des accès de fièvre tierce, qui furent enlevés par les moyens ordinaires. Le malade, excessivement affaibli, ne recouvre ses forces que par l'usage de l'huile de foie de morue additionnée d'un tiers de vin de Séguin et de 3 grammes de sel marin, pour 150 grammes de mixture.

Lorsque la continuité de la fièvre a pour cause une phlegmasie de l'organe pulmonaire, le diagnostic est plus difficile ; il est rare que la périodicité soit soupçonnée dès les premiers jours.

Dernièrement, je fus appelé pour voir une femme de soixante-sept ans, malade, me disait-on, depuis dix jours..... Sa respiration est excessivement courte et gênée. A distance, on entend les mucosités grouiller dans les grosses branches. A la base du poumon gauche, il y a matité et râle sous-crépitant ; au sommet, un râle muqueux très-humide ; à droite, le poumon paraît sain. L'expectoration est nulle ; la réaction fébrile est très-prononcée : quatre-vingt-dix pulsations. L'artère radiale est grosse et flasque sous le doigt qui la presse. La face est rouge, vultueuse ; les pommettes ont une couleur violacée. Le ventre est souple, la bouche sèche et pâteuse, la langue saburrale et jaunâtre à la base. On n'a remarqué ni sueurs ni frissons. Un large vésicatoire est appliqué sur la courbure des côtes gauches ; looch kermétisé, tisane pectorale, etc.....

Le lendemain, la respiration est moins gênée ; la malade rejette quelques crachats spumeux et blanchâtres ; mais la fièvre persiste, mais la langue devient brunâtre. Après deux ou trois jours d'observation, je remarque que l'état de la patiente s'exaspère tous les matins, et qu'il y a amendement de tous les symptômes après le coucher du soleil. Ordinairement, on observe une marche inverse dans les inflammations aiguës des organes respiratoires. Cette circonstance et une teinte jaune terreuse qui se dessine autour de l'ovale de la figure me donnent l'idée que peut-être j'ai à combattre une maladie à quinquina. La saison et la constitution médicale régnante me confirment dans cette opinion. Je prescris 75 centigrammes de sulfate de quinine dans une potion qui devra être administrée dans le cours de la nuit. — Le lendemain, amélioration sensible, expectoration facile, moiteur générale ; le pouls est à soixante pulsations..... Autres 75 centigrammes de sel antipériodique, qui font commencer la convalescence. Deux jours après, la malade est purgée avec 20 grammes de crême de tartre soluble et 5 centigrammes tartre stibié dans deux verres de limonade. — Par précaution, on fit prendre le lendemain 50 centigrammes de sulfate de quinine, et nul autre accident ne vint interrompre la convalescence.

Voici un autre exemple de fièvre à quinquina masquée par une inflammation du poumon.

En juillet 1855, je donnai mes soins à un cultivateur atteint d'une pneumonie du côté droit. Matité et absence de respiration à la base du poumon, au-dessus un peu de râle crépitant, douleur pleurétique peu prononcée, crachats rouillés, etc., etc..., rien ne manquait au diagnostic. Seulement, la réaction fébrile est peu prononcée ; la langue est large et jaunâtre, la bouche pâteuse, et la rougeur des pommettes est encadrée dans un jaune terreux. Des sangsues et un large vésicatoire appliqués *loco dolenti*, un looch kermétisé et un gramme d'ipécacuanha, administrés dès ma première visite, réussirent à faire cesser la congestion pulmonaire. Cependant, à proportion que le poumon guérissait, la réaction fébrile s'accroissait ; la langue prenait une couleur brune, les dents devenaient fuligineuses ; en un mot, l'état général devenait alarmant, tandis que l'auscultation disait que la pneumonie diminuait. J'eus beau interroger le malade et les assistants, je ne pus découvrir rien de périodique dans l'apparition des symptômes. Cependant, la physionomie du malade, la couleur générale de la peau, la température élevée de l'atmosphère, les maladies régnantes dans la contrée, etc....., me font penser que je suis en présence d'une maladie occasionnée par le miasme tellurique, qui cédera à l'administration du quinquina. En effet, un gramme de quinine, administré en quatre doses, amène une abondante diaphorèse, et laisse l'apyrexie se faire jour. On insiste sur le sel de quinquina, et quelques jours après cet homme était guéri.

Ce n'est pas seulement par une phlegmasie gastro-intestinale ou une irritation des méninges ou des poumons que la continuité de la fièvre peut être expliquée dans les pyrexies pseudo-continues. Une phlegmasie de tout autre organe produira le même effet. Dans les régions tropicales, l'hépatite est la complication la plus ordinaire. J'ai rencontré la néphrite comme phlegmasie concomitante de plusieurs fièvres rémittentes. La trentième observation de l'excellente monographie de Martin Solon, sur l'albuminurie, se rapporte à une inflammation des reins qui, dès le début, donna lieu à une fièvre rémittente (1). Enfin, dans certains cas, on ne découvre aucune lésion d'organe, aucune phlegmasie viscérale, et la continuité de la fièvre ne peut être expliquée que par une perturbation profonde du système nerveux. En voici un exemple.

(1) *Mém. sur l'albuminurie*, par Martin Solon. Paris, 1838, p. 147.

Après une journée de violent exercice à la chasse, M. J..... monte dans un tilbury découvert et sent froid. Le lendemain au matin, il est saisi par un violent frisson et une douleur atroce vis-à-vis la pointe du cœur. Cette douleur est tellement forte, que le moindre choc imprimé à son lit lui fait pousser des cris aigus. Une saignée la diminue; mais la réaction fébrile est très-prononcée et suit une marche continue. Elle persiste plusieurs jours; il s'y joint de la céphalalgie, des crampes dans les jambes et un lombago intolérable; la langue est saburrale, le ventre est un peu météorisé, et le malade rend quelques selles diarrhoïques. Cependant, une exacerbation bien marquée est observée tous les soirs un peu avant minuit. — Potion et lavement au sulfate de quinine. — Les exacerbations ne sont plus évidentes, et les accidents s'aggravent en devenant plus parfaitement continus. Il y a du délire et de l'ataxie avec des mouvements carphologiques. M. le docteur Jauglon, appelé en consultation, comprenant qu'il fallait d'abord sédatier le système nerveux pour simplifier la maladie et pour rendre les apyrexies visibles, prescrivit des bains et des pilules de belladone. Les prévisions de ce judicieux praticien se réalisèrent; le calme commença dès le lendemain au matin, mais les exacerbations de minuit recommencèrent à se produire d'une manière bien tranchée. Vers cette heure, on observait un peu de délire, de la céphalalgie, une grande rougeur à la face et de la chaleur à la peau. Cet état durait neuf heures et était remplacé par une moiteur générale. Dès lors, les apyrexies étant complètes et parfaitement dessinées, il fut facile de guérir le malade en lui prescrivant des pilules de sulfate de quinine et d'extrait gommeux d'opium.

Ces observations et toutes celles qu'on pourrait trouver dans les monographies spéciales et dans les recueils périodiques prouvent surabondamment que si le fond, dans les maladies endémo-telluriques, ne change pas, leur forme peut varier de plusieurs manières, selon la complication, selon la lésion concomitante qui vient se joindre à l'élément périodique et produire la continuité de la fièvre. Les symptômes peuvent donc se diversifier à l'infini, et un tac médical bien exercé est quelquefois nécessaire pour que le praticien le plus rompu à la clientèle ne soit pas induit en erreur. Il n'est pas rare, en effet, que certains symptômes prennent une prédominance telle qu'ils ne masquent les retours périodiques de la fièvre. Tantôt c'est un tremblement général, tantôt une dyspnée ou une douleur épigastrique, qui absorbent l'attention du malade et la préoccupation du médecin; tantôt c'est un hoquet ou des lipothymies, ou un délire nerveux qui persistent pendant l'apyrexie. Sous l'influence de certaines constitutions médicales, c'est une urticaire qui se reproduit aux heures du paroxysme, et qui peut masquer telle autre lésion viscérale interne. Mais je veux dire quelques mots d'une autre complication phlegmasique qui se montre souvent dans le cours de quelques fièvres pseudo-continues. Je veux parler de la stomatite ou de l'inflammation de la muqueuse buccale et pharingienne. Dans certains cas elle existe seule, et en l'absence de toute autre lésion, il faut la considérer comme l'unique cause de la continuité de la fièvre. Elle apparaît quelquefois dans la convalescence de la fièvre rémittente et prolonge la durée de la continuité de la fièvre; enfin, elle n'est souvent qu'une extension d'une sorte de gastro-entérite spéciale. Exemple.

Une cuisinière vieille et grande, sèche et maigre, avait eu trois ou quatre accès de fièvre intermittente tierce. Son teint était pâle et terreux, ses lèvres décolorées, sa faiblesse excessive, lorsqu'elle fut prise d'une diarrhée verte avec du ténesme et des épreintes douloureuses, et tout aussitôt la fièvre devint continue. La décoction blanche de Sydenham laudanisée et une légère infusion de simarouba calmèrent les accidents. Tout aussitôt, comme si l'organisme ne se fût pas complétement débarrassé du principe intoxicateur, une vive inflammation se manifesta à la bouche et au pharynx. Les lèvres, qui étaient décolorées, devinrent d'un rouge cerise; la langue fendillée et gonflée; les gencives et la voûte palatine se couvrirent d'une exsudation pseudo-membraneuse, etc..... Un gargarisme alumineux et une potion avec le quinquina et la quinine guérirent cette malade en peu de jours.

Cependant, il est des cas où il est impossible de découvrir aucune lésion phlegmasique, et il ne faut pas perdre de vue qu'en l'absence de toute complication apparente, la fièvre peut être continue par le seul fait de l'intensité de l'intoxication. L'agent endémique morbifère peut produire une perturbation telle que d'emblée la fièvre est continue. Chacun des individus soumis à l'action des miasmes telluriques doit en ressentir des effets variables selon son idiosyncrasie. Aussi l'action des effluves qui s'élèvent au-dessus de nos terres cultivées n'est pas toujours la même. Elle ne produit pas toujours et nécessairement des accès et des apyrexies, mais souvent et dans certaines conditions elle détermine un état fébrile continu.

Le pronostic des fièvres rémittentes et pseudo-continues est généralement grave; comme nous le dirons plus tard, elles ont en été et en automne une grande tendance à passer à l'état pernicieux; elles exigent de la part du médecin de la surveillance et une certaine habitude pratique. Il faut qu'il sache démêler les symptômes secondaires, c'est-à-dire ceux qui appartiennent aux complications d'avec ceux qui constituent le fond de l'affection, de ceux qui sont occasionnés par l'agent délétère de l'endémie. Abandonnées à elles-mêmes, ces maladies empirent toujours et conduisent le sujet au tombeau. Les exacerbations, d'abord irrégulières et peu prononcées, se rapprochent, se confondent; la langue devient fendillée et fuligineuse, le ventre se ballonne, des soubresauts dans les tendons se font sentir, et bientôt l'ataxo-adynamie n'est que le prélude de l'agonie. Telle était la fin la plus ordinaire avant la découverte du quinquina, avant que Torti n'eût enseigné à employer cet héroïque remède. Ce n'était qu'exceptionnellement que l'on voyait, dans quelques cas peu graves, les exacerbations se distancer, s'amoindrir, et les apyrexies s'établir, de manière que la fièvre, d'abord continue, passait au type rémittent, et définitivement devenait intermittente. Aujourd'hui que la nature de ces fièvres est bien connue et que les craintes chimériques qu'avaient fait naître les théories de Broussais à l'endroit de la gastro-entérite et de l'administration du quinquina n'existent plus, les praticiens, familiarisés avec la thérapeutique de ces maladies, combattent les inflammations viscérales qui font que la fièvre est continue, attaquent de front avec la quinine l'élément périodique, et guérissent leurs malades.

En effet, il suffit d'avoir reconnu la vraie nature d'une fièvre rémittente ou subintrante, ou pseudo-continue, pour être assuré de la guérir. Dès le moment que la matière médicale nous fournit un remède tel que le quinquina, qui ne manque jamais de couper court à la fièvre lorsqu'elle est d'origine paludéenne ou tellurique, il n'y a plus qu'à administrer le remède antipériodique, et le problème n'est plus que celui de savoir si l'on a affaire avec une de ces nombreuses affections qui forment la classe des *maladies à quinquina*. Lorsque le médecin est appelé dans nos contrées pour soigner un malade atteint d'un état fébrile rémittent ou continu, il doit avant toutes choses se demander s'il s'agit d'une maladie à quinquina ou d'une maladie qui ne réclame pas l'administration de cet agent fébrifuge; et l'élément périodique se retrouve si souvent dans la pathologie propre aux départements sous-pyrénéens, il se mélange si souvent avec nos états morbides les plus divers, que l'on peut dire qu'il doit être considéré comme un caractère principal de notre *tempérament territorial*.

Il n'est presque pas de maladie, surtout à la campagne, qui ne réclame l'emploi de la quinine, et, d'ailleurs, comme je me suis attaché à le démontrer au chapitre précédent, l'administration de cet alcaloïde n'offrant à peu près aucun inconvénient, il est toujours prudent de l'essayer ; seulement si la maladie contre laquelle on l'a dirigé ne tend pas à une amélioration rapide, il ne faut pas s'obstiner dans son administration, il faut l'abandonner aussitôt et rechercher les causes qui ont pu s'opposer à ce qu'il réussit. La maladie était-elle réellement de nature endémo-tellurique? Quelles sont les complications qui s'opposent à ce que l'absorption de la quinine se fasse dans de bonnes conditions? Tous ces points d'interrogation doivent se dresser dans l'esprit du médecin guérisseur, et le ramener sans cesse vers un diagnostic de plus en plus perfectionné.

Diagnostic. — Quels sont les états fébriles continus qui peuvent simuler la fièvre pseudo-continue ou la fièvre rémittente d'origine endémo-tellurique? Ce sont quelquefois certaines incubations de maladies éruptives, mais l'aspect des yeux et des tonsilles, les symptômes qui se manifestent du côté des bronches, et enfin la teinte générale du corps qui tend vers la couleur rosée plutôt que vers la couleur jaunâtre, ne tardent pas à éloigner toute idée de fièvre rémittente ou pseudo-continue.

D'ailleurs, l'administration de quelques centigrammes d'ipécacuanha et de sulfate de quinine, qui sont les premiers agents que le médecin prescrit dans les maladies dites à quinquina, ne sauraient avoir un effet fâcheux lorsque l'économie est dans l'imminence d'une éruption.

Lorsque la fièvre rémittente ou subintrante ou pseudo-continue a pour cause de sa continuité une phlegmasie de quelques viscères, cette phlegmasie peut être assez prononcée pour se montrer tellement intense au médecin, que celui-ci, distrait de toute autre idée, peut oublier l'élément périodique, ne pas tenir compte des paroxismes, et ne voir qu'une inflammation simple d'un organe interne. Il pourra ne se préoccuper que d'une pneumonie, d'une gastro-entérite, d'une méningite, etc..... lorsque, en plus de la phlegmasie viscérale, il existe une fièvre à quinquina ; mais, dans l'espèce, les moyens employés contre l'inflammation locale tendent à diminuer celle-ci, c'est-à-dire à diminuer l'élément de la continuité de la fièvre, et l'apyrexie ne tardera pas à s'établir en laissant les paroxismes se dessiner de mieux en mieux ; aussitôt le praticien s'en apercevra, et prescrira le remède héroïque qui ne manque jamais de guérir le malade.

La dothinentérie ou les diverses formes de fièvres typhoïdes peuvent quelquefois simuler la fièvre rémittente ou pseudo-continue ; dès le début, elle peut présenter une forme exacerbante ou même rémittente qui peut induire en erreur le praticien le plus exercé et le plus attentif. Sans doute, dans presque toutes les maladies aiguës, il y a des rémissions et des exacerbations irrégulières qui rappellent de loin la périodicité régulière des *fièvres à quinquina* ; mais tout cela n'est qu'une fluctuation normale des phénomènes d'une maladie aiguë, et le docteur Champeaux, dans un excellent travail sur les indications du sulfate de quinine dans la fièvre typhoïde, fait observer que cet alcaloïde ne paraît agir, au moins d'une manière directe, que sur les exacerbations de la fièvre; celles-ci calmées, la maladie dothinentérique continue sa marche, seulement elle parcourt dès lors ses périodes d'une manière plus simple et plus régulière. Il est donc très-important de se rendre compte de l'évolution des symptômes et de ne pas errer sur la nature de la maladie. Il est bon de se rappeler alors que la fièvre typhoïde se distingue des fièvres pseudo-continues par une céphalalgie violente au début, par le gargouillement iléo-cæcal, le météorisme du ventre et la fétidité des déjections alvines, par la stupeur de la face, les épistaxis et les taches lenticulaires, etc..... Les fièvres rémittentes ou pseudo-continues d'origine tellurique ont pour caractères propres à les distinguer une invasion plus brusque, moins d'ataxo-adynamie, moins d'affaissement dans les traits du visage, la coloration jaune spéciale aux maladies paludéennes, et des accidents en général moins graves, à moins de quelques phénomènes pernicieux ou de quelque phlegmasie très-intense du côté des viscères internes. Il faut bien se rappeler aussi que bien qu'il s'agisse d'une maladie de l'ordre des périodiques, il importe moins, dans les fièvres rémittentes ou subintrantes, de s'attacher à constater la succession régulière d'une période de concentration et d'une période d'expansion que la simple reproduction à certaines heures d'un phénomène morbide quelconque.

Nous nous résumerons donc sur ce point important en insistant sur ce que cette modalité rémittente ou exacerbante est propre à plusieurs états morbides.

Nous pourrions citer la goutte, le rhumatisme, la résorption purulente, etc..... qui s'accompagnent de redoublements de fièvre, quelquefois même très-réguliers, mais qui ne guérissent pas par le sulfate de quinine. Nous répéterons seulement, en vue de la fièvre typhoïde, que plusieurs maladies affectent un rihthme rémittent, et ne sont pas pour cela des *fièvres à quinquina*. Exemple : Pendant une épidémie de suette miliaire que j'ai observée en 1854, la fièvre se montrait rémittente ou même subintrante, et jamais la quinine ne m'a paru avoir la moindre action sur la marche de la suette. M. Foucard l'a dit, et j'en ai acquis la conviction, cette maladie n'est pas *une maladie à quinquina* (1).

Ce n'est pas une apparence d'augmentation de fièvre à telle ou telle heure qui doit faire établir le diagnostic des fièvres rémittentes et des fièvres

(1) Voy. *De la Suette miliaire*, par Foucard, pages 236 et 248, et *Gaz. des hôp.*, n° 80. Juillet 1860.

pseudo-continues. A ce compte, vous ne trouveriez pas une seule garde-malade qui n'ait entrevu ou qui ne cherche à vous faire entrevoir des accès ou des redoublements. On a beau leur dire que dans les maladies les plus essentiellement continues les heures se suivent et ne se ressemblent pas, elles insistent toujours et elles persistent à vous signaler un peu de pâleur ou de rougeur à la figure comme un indice d'un retour de fièvre.

Ce reproche, vous aurez même à l'adresser à certains confrères qui vous appelleront en consultation, et qui vous diront naïvement : *Le sulfate de quinine n'y a rien fait ; les accès reviennent tantôt le matin, tantôt le soir ; ils se prolongent une ou plusieurs heures ; ils s'effacent pour laisser le malade dans un repos ordinairement incomplet*, etc., etc. Examinez attentivement, étudiez la phénoménisation du mal, et vous ne tarderez pas à reconnaître qu'il ne s'agit nullement d'une *maladie à quinquina*, ou que quelque grosse lésion viscérale empêche les antipériodiques d'exercer leur action. Si vous tenez à guérir vos malades, ne soyez systématique en rien. Evitez les préjugés de ceux qui voient des accès partout et qui ne savent prescrire que la quinine. Gardez-la pour les maladies endémo-telluriques, et ne l'administrez pas contre la fièvre typhoïde. Cette maladie est essentiellement continue, elle n'a rien de la nature propre aux affections qu'engendrent les émanations de la terre cultivée ; aussi elle ne cède pas aux antipériodiques, et bien souvent elle s'exaspère sous leur influence.

Traitement. — Otez, dit Baumes, à la fièvre rémittente, le trouble qui se prolonge dans l'intervalle des accès, et vous aurez une simple fièvre intermittente (1). Il n'en est pas autrement pour les fièvres pseudo-continues. Otez à la fièvre ce qui la rend véhémente et continue, et vous aurez une maladie périodique simple. Ce quelque chose qui, dans les pays influencés par les effluves telluriques ou paludéennes, vient se greffer sur l'élément périodique et rendre la fièvre plus, moins continue, avait échappé à l'observation des anciens. MM. Nepple et Maillot nous ont indiqué en quoi il consistait, et nous nous sommes efforcés à faire comprendre que si la fièvre est continue, que si l'apyrexie n'est plus complète dans les affections endémo-telluriques, il faut en chercher la cause, soit dans un excès d'intoxication miasmatique, soit dans une phlegmasie viscérale plus ou moins latente. Lors donc que le médecin est appelé auprès d'un malade atteint d'une fièvre de l'ordre de celles que nous étudions, après s'être assuré qu'il a réellement à combattre une *maladie à quinquina*, il devra rechercher quelle est la cause qui rend la fièvre con-

(1) Voy. Baumes. *Traité des fièvres intermittentes*, p. 16.

tinue ou qui rend les apyrexies incomplètes. Il écoutera avec soin *les cris des organes souffrants* ; il auscultera attentivement le malade, il interrogera toutes les fonctions, et avant tout autre soin, avant d'administrer le sulfate de quinine, il combattra les complications. — Il est rare que dans ces maladies, il ne se rencontre un certain degré d'embarras gastrique. Aussi avons-nous l'habitude de débuter par un vomitif avec le tartre stibié et l'épicacuanha. Nous recommandons cette pratique. Le plus souvent les accidents se simplifient dès que les fonctions des premières voies ont été modifiées par l'administration d'un vomitif. Tout doit tendre dans ces cas-là à rendre l'apyrexie plus complète et à laisser les accès se dessiner. Rien ne nous a semblé mieux convenir pour atteindre ce résultat que l'usage de la potion stibio-opiacée de Peysson. Elle n'exerce aucune action antipériodique, mais après que le malade en a fait usage pendant un ou deux jours, le malaise général se calme, l'apyrexie se dessine mieux. Cette grande chaleur à la peau, qui ne manque guère de se manifester au début des fièvres pseudo-continues, se modère durant les heures apyrétiques et l'invasion des paroxismes étant plus facile à saisir, il est aisé de trouver le moment favorable pour prescrire le remède par excellence, c'est-à-dire le remède antipériodique. Voici deux formules de la potion de Peysson auxquelles nous nous sommes arrêtés.

N° 1.	Julep gommeux	100 grammes.
	Sirop diacode	15 —
	Tartre stibié	5 centigrammes.

Mêlez. — A prendre une cuillerée d'heure en heure.

N° 2.	Eau de menthe } Sirop de limons }	āā 20 grammes.
	Eau de laitue	60 —
	Laudanum	12 gouttes.
	Tartre stibié	5 centigrammes.

Mêlez. — A prendre comme la précédente.

Cette dernière formule est réservée pour certaines idiosyncrasies faciles à vomir, et pour les sujets délicats qui ne supportent que difficilement l'impression du tartre stibié. On pourra augmenter la dose de l'opium dans les cas où la langue est retroussée sur ses bords, tremblotante, rouge et effilée à la pointe.

Est-ce l'opium, est-ce le tartre stibié qui agissent dans ce remède? Je n'en sais rien. J'ai employé ces deux agents séparément, et ce n'est que combinés ensemble qu'ils m'ont paru agir comme modérateurs de l'influence miasmatique et régularisateurs du type fébrile.

Un vomitif et l'usage d'une potion stibio-opiacée ont toujours suffi pour modérer les accidents et pour mettre les paroxysmes en relief lorsque la continuité n'avait pour cause qu'une trop forte intoxication miasmatique; mais lorsqu'un viscère, tel que l'estomac ou le poumon, ou l'encéphale, sont congestionnés plus ou moins, il y aura autre chose à faire. Sans négliger l'emploi de la potion stibio-opiacée, il faudra combattre la phlegmasie viscérale : 1° s'il s'agit d'une irritation gastro-intestinale, on appliquera des sangsues à l'épigastre, des cataplasmes sur le ventre; on donnera des boissons tempérantes, des émulsions froides; on posera des compresses d'eau vinaigrée sur la région de l'estomac, etc... 2° Si la phlegmasie a son siége vers l'encéphale, des sangsues aux apophyses mastoïdes, des affusions froides sur le front doivent avoir le pas sur tout autre moyen, etc... 3° Si une pneumonie ou une bronchite coexistent avec une fièvre paroxystique et tendent à la rendre continue, on devra pratiquer une saignée au moment où le paroxysme arrive à son plus grand développement, au moment de la plus forte exaltation fébrile; on administrera immédiatement après un large révulsif *loco dolenti*, et l'on insistera sur la potion stibio-opiacée; on pourra même porter la dose du sel d'antimoine à 20 centigrammes, etc... 4° Enfin, lorsque la fièvre n'est continue qu'à cause d'une vive excitation nerveuse générale, comme nous en avons rapporté un exemple, on devra prescrire des bains et des stupéfiants, jusqu'à ce qu'une douce moiteur annonce la cessation de l'éréthisme et soit le prélude d'une apyrexie qui permettra de se rendre compte du rhythme de la fièvre, et de pouvoir administrer fructueusement la quinine.

Tels sont les préceptes les plus rationnels qui doivent guider le praticien dans le traitement des fièvres rémittentes ou pseudo-continues ; mais il est une remarque essentielle sur laquelle il est bon d'insister, à savoir, que lorsque la phlegmasie concomitante, qui donne à la fièvre une marche continue, a son siége vers le poumon ou vers l'encéphale, il n'est pas de moyen plus puissant, pour que l'apyrexie se produise et soit bien tranchée, que l'emploi d'une saignée générale *pratiquée au moment où le redoublement est arrivé à son maximum d'intensité.*

Une petite saignée fera plus alors qu'une large émission maladroitement prescrite vers le début ou vers le déclin du paroxysme.

Il ne faut pas cependant s'exagérer l'importance des inflammations viscérales concomitantes; il faut savoir apprécier le degré de réaction qu'elles déterminent dans l'économie, et la part qu'elles prennent dans les scènes pathologiques qui se déroulent sous les yeux du praticien. Tout récemment, je fus appelé pour voir une femme âgée de quarante ans, retenue depuis trois jours dans son lit par une fièvre continue et un peu de douleur au côté pendant l'inspiration. L'auscultation me fit entendre des râles muqueux et sous-crépitants au sommet et à la base des deux poumons. Je prescrivis huit sangsues *loco dolenti* ; mais à ma seconde visite, appréciant mieux les choses, guidé par la constitution régnante, par la coloration et l'expression de la physionomie, et par la forme large et étalée de la langue, je reconnus qu'il ne s'agissait ici que d'une *maladie à quinquina* survenue chez un sujet à poitrine défectueuse, et que la congestion générale des deux poumons n'était que l'expression de la réaction fébrile suscitée par l'absorption du miasme tellurique. Je prescrivis le sulfate de quinine, et la maladie fut guérie en peu de jours.

Savoir apprécier l'importance des divers éléments d'une maladie, distinguer celui qui prime les autres, voilà ce qui fait l'artiste, c'est-à-dire le médecin qui guérit; car la médecine est un art et non une science; mais pour rester dans notre sujet, répétons que le précepte le plus important, pour le traitement des fièvres rémittentes ou continues d'origine tellurique ou paludéenne, est celui de chercher dès le début à forcer l'apyrexie à se produire, à se montrer, à la rendre appréciable en diminuant les symptômes qui ne relèvent que des complications.

En effet, dès que l'apyrexie est aperçue, il n'y a plus qu'à passer aux antipériodiques; ceux-ci enlèvent les paroxysmes, et la guérison ne se fait pas attendre.

Quel que soit le type de la fièvre, le sulfate de quinine sera administré aux mêmes doses que nous avons indiquées pour combattre les fièvres intermittentes simples. Un certain degré d'irritation plus ou moins apparent de l'appareil gastro-intestinal, n'est pas une contre-indication formelle. Combien de fois avons-nous prescrit le quinquina ou ses alcaloïdes à des malades qui avaient de la douleur à l'épigastre, de la soif, de la fuliginosité sur la langue, etc....., et, sous son influence, tous ces symptômes se sont amendés, la soif a cessé et la langue s'est humectée. Dans les cas où la phlogose paraît par trop forte, on peut doubler la dose en prescrivant le sulfate de quinine en lavement. Le type de la fièvre pour chaque cas en particulier, est indifférent en soi; car, par lui-même, il ne fournit aucune indication particulière; il ne sert au praticien, selon la remarque de M. Nepple (1), que pour fixer le moment le plus favorable pour l'administration du fébrifuge. L'état des organes intérieurs ou la nature de la cause qui fait que la fièvre se prolonge pendant les intervalles des paroxismes, est autrement important. Aussi faut-il s'en préoccuper exclusivement pour se préserver de toute erreur. Il faut explorer tous les viscères, interroger toutes les fonctions, non-seulement pendant les paroxismes, mais encore pendant la rémission. Il faut peser toutes les circonstances, bien examiner quelle est l'action que la phlegmasie con-

(1) Ouvrage cité, p. 131.

comitante exerce sur le cours de la maladie, et quelle est l'action du retour périodique des paroxismes qui bien souvent agissent en donnant un coup de fouet à des organes déjà prédisposés à l'irritation. Si on ne diminue pas les fluxions qui se produisent vers tel ou tel viscère intérieur, le sulfate de quinine est mal supporté, mal absorbé. Si l'on n'arrête pas les redoublements, les organes internes se congestionnent de plus en plus à chaque retour périodique de la fièvre. Ainsi s'établit un cercle vicieux, et ce n'est qu'en tâtonnant, qu'en agissant simultanément par les antiphlogistiques et par les antipériodiques, que le praticien parviendra à sauver son malade. C'est dans ces cas que se révèle l'homme de l'art qui sait guérir, le médecin qui possède cet ensemble de connaissances qui, réunies avec certaines qualités innées, produisent ce qu'on appelle le *tac médical*. Tantôt il insistera sur les antiphlogistiques locaux ou généraux pour diminuer l'inflammation d'un viscère essentiel, tantôt, n'accordant qu'une importance secondaire à cette complication, il attaquera d'emblée l'élément périodique par l'administration du fébrifuge; mais jamais il n'abandonnera l'usage de la potion stibio-opiacée qui seconde toujours les antiphlogistiques et les aide à rendre l'apyrexie plus prononcée et plus visible pour le médecin. Toutefois, au moindre soupçon de l'éventualité possible d'un accès pernicieux, il n'y a plus à se préoccuper des complications et à s'amuser à simplifier la maladie pour mieux saisir le moment des rémissions; il faut, selon l'heureuse expression de M. Girbal, faire une médecine d'urgence et prescrire immédiatement le sulfate de quinine (1).

Contre les fièvres endémo-telluriques rémittentes ou continues, il peut arriver parfois, comme pour certaines fièvres intermittentes simples, que le sulfate de quinine n'agit pas comme antipériodique et n'empêche pas le retour des paroxismes. On doit, dans ces cas, ne pas insister sur l'alcaloïde et essayer la poudre de quinquina jaune à la dose de 3 ou 4 grammes, répétée deux ou trois fois dans l'apyrexie et délayée dans l'eau miellée ou dans une légère décoction de lichen d'Islande, conformément aux préceptes que nous avons indiqués au chapitre du traitement des fièvres intermittentes.

En dehors de la poudre de quinquina ou de l'extrait alcoolique, récemment préconisé par M. Girbal, en dehors des préparations de quinquina ou de quinine, nul autre agent ne doit être essayé comme antipériodique dans les maladies que nous étudions dans ce chapitre.

Lorsque les antiphlogistiques ont fait disparaître les complications phlegmasiques concomitantes, et que les antipériodiques ont fait cesser le retour

(1) Voy. *Gaz. des hôp.* 1860. Nos 136 et 137.

régulier des paroxismes, la guérison n'est pas toujours complète; le plus souvent on voit apparaître quelques-uns de ces accidents que nous avons décrits sous le nom d'*accidents les plus immédiatement consécutifs des fièvres intermittentes* (voyez pag. 114), de la céphalalgie, de la prostration, de l'anorexie, une susceptibilité nerveuse très-prononcée, etc..... L'opium, les toniques, les vins amers, trouvent ici leur place, mais il est rare que l'indication d'un purgatif ne se montre pas vers le déclin des fièvres rémittentes et des fièvres pseudo-continues, souvent même l'état fébrile ne cesse qu'après que le malade a été purgé. Il n'est pas indifférent d'adopter tel ou tel purgatif. Les drastiques ou les sels neutres ramèneront la périodicité. Le calomel n'a pas cet inconvénient. Jamais les accès ne reparaissent après ce genre de purgatif. On peut encore employer avec avantage, et sans crainte de voir revenir les paroxismes, la crème de tartre soluble selon la formule qui suit :

℞ Crème de tartre soluble. . . . . . . 20 grammes.
Tartre stibié. . . . . 5 centigrammes.

F. s. l. 120 grammes de limonade. — A prendre en deux fois, à trois heures d'intervalle.

Souvent, et les anciens ont avec juste raison insisté sur ce point, il convient d'associer le quinquina et quelques aromatiques avec les purgatifs, et ce n'est pas sans motif que les apozèmes amers et purgatifs ont été vantés dans le traitement des fièvres endémo-telluriques. Voici une formule qui nous est familière :

℞ Fol. séné.	6	grammes.
Manne.	25	—
Pulpe de tamarin.	15	—
Sulfate de soude.	15	—
Rhubarbe.	4	—
Canelle contuse.	}	ãã 4 grammes.
Cascarille contuse.	}	
Quinquina rouge contus.	}	

F. s. l. 150 grammes d'apozème amer et purgatif que l'on fera prendre en trois fois, de deux en deux heures.

La convalescence des maladies dont il est ici ques-question, est souvent traversée par le retour de la périodicité, qui fait reparaître les paroxismes sous forme de fièvre intermittente simple, comme pour indiquer d'une manière incontestable que ces affections ne sont autres que des *maladies à quinquina*. La complication phlegmasique ne revient pas, mais les accès reviennent, et cette fréquence des rechutes ou l'apparition d'une fièvre intermittente simple qui se montre dans la convalescence de certaines fièvres endémo-telluriques à forme continue ou rémittente, jette une vive lumière sur la nature miasmatique de ces maladies occasionnées dans le bassin sous-pyrénéen par les émanations de la terre en culture comme elles le sont dans d'autres pays par les effluves des eaux stagnantes.

Dans tous les temps et sous des latitudes très-diverses, les *maladies à quinquina*, soit qu'elles soient occasionnées par les émanations de la terre en culture, soit qu'elles proviennent des effluves des marais ou des étangs, ont constitué une seule et même famille morbide, autrefois très-difficile à guérir et devenue peu redoutable depuis la découverte du quinquina. Sous l'influence des climats chauds, comme nous le font voir les descriptions des médecins qui ont observé, en Afrique ou dans les Indes, ces maladies peuvent devenir très-graves et promptement mortelles. Dans les climats tempérés et dans les contrées où croupissent des eaux stagnantes, elles peuvent prendre une forme moins aiguë et présenter un autre genre de gravité. Montfalcon et M. Nepple nous ont fait connaître la détérioration produite par les miasmes des marais sur l'économie animale; mais dans le fonds, c'est toujours la même maladie ou le même principe morbide, ayant le quinquina pour agent curatif. Ce sont les mêmes maladies qui avaient été observées par Hippocrate. Dans le deuxième volume de sa traduction, M. Littré met hors de doute, dans une savante dissertation, que les maladies dont le père de la médecine a consigné l'histoire au livre des épidémies, se rapportent toutes aux fièvres rémittentes ou pseudo-continues du genre paludéen (1). Et l'on peut dire que M. Roux les a retrouvées encore en Grèce telles qu'elles y étaient il y a deux mille ans (2).

Ces fièvres très-bien signalées par Sydenham, par Torti, par les médecins de l'école de Montpellier, étaient niées par les médecins de l'école de Paris; elles étaient pour les praticiens du nord comme tombées en oubli, lorsque la conquête de l'Algérie, en ouvrant à notre médecine militaire un vaste champ d'observations dans ce genre, a fourni aux médecins français l'occasion de remettre en lumière une variété morbide négligée, et pour ainsi dire laissée de côté. Les médecins qui ont exercé dans les pays chauds ont remarqué qu'il existe dans ces localités des fièvres continues simples ou compliquées d'accidents pernicieux, dans lesquelles on peut observer quelquefois des symptômes rémittents ou intermittents, qui guérissent par le quinquina et qui résistent à tout autre traitement. C'est à une de ces maladies que succomba Alexandre dans la force de l'âge. M. Littré a rapporté la narration de sa maladie dans un article de la *Revue des Deux-Mondes* (3). Et nous ne pouvons résister au plaisir de la transcrire ici.

(1) *Argument.*, p. 538.

(2) Voy. *Hist. médic. de l'armée française en Morée pendant la campagne de 1828*, par Roux.

(3) *Revue des Deux-Mondes*, liv. du 15 novembre 1853, p. 676.

« Alexandre but chez Médius, où il joua; puis il » se leva de table, prit un bain et dormit; ensuite » il fit le repas du soir chez Médius et il but de » nouveau très-avant dans la nuit. C'était le 17 du » mois de *Dæsius*.

» Etant sorti de là (c'était le 18), il prit un bain; » après le bain, il mangea un peu et dormit dans » le lieu même, parce qu'il avait déjà la fièvre; il » se fit transporter sur un lit pour faire le sacrifice » et sacrifia chaque jour suivant les rites. Après le » sacrifice, il resta couché dans l'appartement des » hommes jusqu'à la nuit. Là il donna des ordres » aux officiers pour l'expédition par terre et par la » navigation; il enjoignit à ceux qui devaient aller » par terre de se trouver prêts pour le quatrième » jour, et à ceux qui se devaient embarquer avec » lui, de se tenir prêts pour le cinquième. De là il » se fit transporter sur un lit jusqu'au fleuve, il » s'embarqua sur un bateau et se rendit dans le jar- » din Royal situé sur l'autre rive. Là il prit de nou- » veau un bain et il se reposa.

» Le lendemain il prit de nouveau un bain, et, » après ce bain, il fit le sacrifice. Couché dans la » salle de bains, il passa le temps avec les officiers » de Néarque, écoutant ce qu'ils disaient de la navi- » gation et de la grande mer.

» Le jour suivant, il prit un nouveau bain, il fit » les sacrifices ordonnés; il ne cessa plus d'avoir la

» fièvre et la chaleur fébrile fut plus grande. Cependant il fit venir les officiers et leur recommanda de se tenir prêts pour l'expédition par eau. Il prit un bain sur le soir, et après le bain son état se trouva déjà fâcheux. La nuit fut pénible.

» Le jour suivant, il fut transporté dans la maison située près du grand bassin ; il fit, il est vrai, le sacrifice ordinaire, mais il avait beaucoup de fièvre. Il resta couc[illegible] néanmoins avec ses généraux, il parla des [illegible]s qui étaient privés de chefs et leur recomman[illegible] d'y pourvoir.

» Le jour suivant, il fut porté avec peine au lieu des sacrifices, qu'il fit cependant ; il ne donna plus aucun ordre à ses généraux sur la navigation.

» Le jour suivant, ayant beaucoup de fièvre, il se leva pour le sacrifice qu'il fit. Il ordonna aux principaux de ses généraux de passer la nuit dans la cour, et aux officiers inférieurs de la passer dehors devant la porte.

» Le jour suivant, il fut transporté du jardin royal dans le palais ; il dormit un peu, mais la fièvre n'eut pas de relâche. Les généraux étant entrés, il les reconnut, mais ne leur parla plus ; il avait perdu la parole, et il eut une fièvre violente la nuit.

» Le jour suivant et la nuit grande fièvre. Les Macédoniens le crurent mort ; ils vinrent en poussant de grands cris jusqu'aux portes, et, par leurs

» menaces, ils forcèrent les *hétérés* à les leur ou-» vrir. Les portes ayant été ouvertes, ils passèrent » tous une simple tunique devant le lit.

» Le jour suivant, même état, et le lendemain le » roi mourut vers le soir. »

Il y a dans cette description assez de traits conservés pour qu'on puisse diagnostiquer même rétrospectivement quelle fut la maladie qui emporta le roi de Macédoine. Ce qui est caractéristique, dit le savant M. Littré, ce sont les apyrexies du commencement. Une fièvre qui dure onze jours, qui offre à son début des intermissions et qui finit par devenir continue, ne diffère guère de ce que nous observons dans nos campagnes, et n'est autre qu'une de ces maladies qui sont communes dans les pays chauds, telles que les a décrites Hippocrate et telles que les médecins français les ont observées en Algérie et qu'ils ont appelées fièvres pseudo-continues. On ne retrouve dans la maladie d'Alexandre aucune douleur spéciale, aucun symptôme particulier qui permette de penser qu'il ait succombé à une inflammation de quelque viscère intérieur, à une pneumonie ou une encéphalite par exemple. Il n'a pu avoir qu'une de ces fièvres du genre paludéen si répandues en Grèce, en Asie et en Afrique. Il se trouvait dans un lieu où les causes qui produisent ces maladies sont très-puissantes. Il venait de faire une promenade dans les marais que forme l'Euphrate au-dessous de Babylone, et dont l'action effluvieuse ne saurait être douteuse ; et c'est là probablement qu'il contracta son mal. Que fit-on pour le combattre ? Rien ou à peu près rien. Des bains, qui n'entrent nullement dans le traitement de ces maladies, et des sacrifices ou des pratiques religieuses qui ne firent que le fatiguer au détriment de ses forces. Un bon médecin français eût cherché à combattre les complications par un vomitif ou par une émission sanguine s'il y avait eu lieu. Il eût prescrit une potion stibio-opiacée pour simplifier la maladie, pour rendre les rémissions plus complètes, et puis, au moyen du sulfate de quinine, il eût fait disparaître les paroxismes et guéri le malade.

Qui peut comprendre quelle conséquence pour le genre humain eût eu, en cette circonstance, l'emploi du quinquina ? Alexandre, qu'on a regardé comme un grand capitaine, n'était en réalité qu'un grand ravageur. Il ne se fût jamais arrêté dans sa monomanie conquérante. Bien qu'il s'y prît de manière à ne rien conserver, il voulait, dit Montesquieu, tout conquérir pour tout conserver. Déjà maître de toute l'Asie et de l'Afrique, il est probable qu'il eût tourné ses armes vers les Gaules. Il était féroce et sanguinaire : quand on pense à tout le sang qu'il a versé inutilement et tout celui qu'il eût versé encore, on apprécie moins quelques lueurs de magnanimité qui sont signalées à de rares intervalles dans le cours de sa vie. Aussi Dieu eut pitié des hommes, et il l'arrêta à trente-deux ans par une maladie dont le traitement était encore inconnu. Si l'Europe eût subi les lois du conquérant de l'Asie, qui sait quelle marche eût suivie la civilisation générale des peuples. Qui peut dire si le chemin suivi par l'esprit humain vers la science, vers la connaissance de la vérité, eût été celui qu'il a été, si sa course eût été hâtée ou retardée. Qui peut supputer si la lumière, c'est-à-dire la manifestation ou la connaissance des faits vrais, eût été entravée ou rendue plus facile? Et s'il est vrai, comme on l'a dit, que les idées philosophiques des siècles ont toujours influé sur les doctrines médicales, eussions-nous abandonné plus tôt ou plus tard les théories spéculatives qui ont retardé si longtemps les progrès de l'art de guérir. *Mais le monde s'agite et Dieu le mène.* Alexandre ne devait pas devenir le maître de tout l'univers, une maladie dont le remède n'avait pas été trouvé devait arrêter le cours de ses conquêtes. Il était dans les desseins de la providence que le monde civilisé parlât une seule langue, et que l'univers se trouvât entre les mains d'un seul homme au moment de la venue du Messie; mais il fallait aussi que le centre d'action de ce vaste empire ne se trouvât pas en Orient, il devait être en Occident.

Que mes confrères qui me liront pour apprendre

à guérir les fièvres rémittentes ou pseudo-continues, me pardonnent ces réflexions qu'a fait naître dans mon esprit le traitement défectueux de la maladie d'Alexandre. La science alors était toute à faire.

CHAPITRE X.

FIÈVRES PERNICIEUSES.

Nous avons dit en commençant ce travail que l'intermittence et la périodicité, qui n'est qu'une intermittence réglée, n'appartiennent pas exclusivement aux intoxications occasionnées par les miasmes des marais ou par les émanations des terres en culture. Nous avons insisté pour faire comprendre qu'elles peuvent se montrer dans une multitude d'autres maladies. Nous ajouterons ici qu'il n'y a que la périodicité des intoxications marécageuses ou telluriques qui peuvent devenir pernicieuses, c'est-à-dire graves, au point de laisser voir que la vie est en danger. — On a abusé des mots *malins* et *pernicieux* : Le plus souvent ces expressions ne servent qu'à cacher l'ignorance du médecin qui ne peut s'expliquer la gravité de certains symptômes. Mais dans un pays à fièvre intermittente, et pour un malade plus ou moins influencé par les effluves des eaux stagnantes ou par le mauvais air qui s'élève au-dessus des argiles cultivées, le mot pernicieux a un

19

sens parfaitement défini. Il signifie qu'aux effets ordinaires de l'empoisonnement miasmatique, il s'est joint un symptôme ou un ensemble de symptômes qui compromettent immédiatement la vie du sujet. Ces symptômes se montrent le plus communément d'une manière soudaine et au moment où on s'y attend le moins. Ils peuvent se montrer avec toutes les formes de l'affection, dans le cours de toutes les phénoménisations de l'infection miasmatique. Que la fièvre intermittente soit simple ou compliquée, qu'elle soit rémittente ou subintrante, ou plus ou moins bien continue, un ou plusieurs symptômes peuvent se montrer tout à coup, alarmer le médecin et l'avertir que son malade est en danger; et si dans les cas de ce genre le praticien n'arrête pas le retour périodique de ces graves accidents au second, au troisième ou au cinquième accès, le malade succombera. Il ne suffit pas que ce symptôme ait une certaine gravité, que sa persistance puisse avoir des conséquences fâcheuses pour être autorisé à dire qu'il s'agit d'une fièvre pernicieuse. On doit réserver cette expression pour les cas d'intoxication miasmatique, qui ne peuvent être guéris que par le quinquina et lorsque la périodicité est réellement périlleuse, c'est-à-dire devant amener promptement la cessation de la vie. Aussi nous adopterons la définition de M. Nepple, qui appelle pernicieuse « une pyrexie caractérisée par l'apparition brusque et portée à un haut

» degré d'intensité des symptômes graves annonçant
» une perturbation profonde, impliquant un grand
» danger, et caractérisée aussi par la diminution
» de ces symptômes lorsqu'il sont parvenus à leur
» summum d'intensité, et quelquefois par leur cessa-
» tion complète dans l'espace de douze à trente-six
» heures et leur retour avec un des types ordinaires
» de la fièvre (1). »

Bien que dans les pays où il n'y pas de marais les miasmes qui s'élèvent au-dessus des terres cultivées exercent sur l'économie animale une action toxique, moins intense que celle qui est exercée directement par les effluves des eaux croupissantes, on n'y observe pas moins quelquefois certains accidents pernicieux. Le plus souvent ils apparaissent dans le cours d'une fièvre rémittente. Ils peuvent cependant se montrer d'emblée avec le type intermittent tierce ou quotidien. Tout ce qui tend à augmenter l'intensité du dégagement du miasme tellurique favorise leur apparition. Lorsque l'été est très-chaud, que les nuits sont elles-mêmes très-chaudes, lorsque les pluies surviennent au commencement de l'automne après une longue sécheresse, on voit des accès pernicieux emporter quelques sujets. — En 1846 ; ils se montrèrent en grand nombre et firent de nombreuses victimes. Pendant plusieurs semai-

(1) Ouvrage cité, p. 92.

nes, le thermomètre observé au nord et à l'ombre, s'était maintenu à 35 ou 36°. Les nuits étaient accablantes, le mercure se soutenait encore à 21 ou 22° après minuit. Le vent du sud soufflait pendant deux ou trois jours, le ciel se couvrait de nuages, l'orage était imminent; survenait un coup de vent qui balayait l'atmosphère et laissait toutes les girouettes tournées du côté du nord; mais dès le lendemain le souffle reprenait du côté du sud ou du sud-ouest; aussi la terre était sèche, la campagne brûlée, les agriculteurs attendaient la pluie avec impatience. Elle arriva vers le commencement de septembre; le thermomètre se maintint encore à 29 ou 30°. Eh bien! cette année fut féconde en accès pernicieux. En août avant la pluie et en septembre après la pluie, plusieurs personnes et un grand nombre d'enfants furent emportés par des accès de fièvre intermittente pernicieuse soporeuse.

Lorsque les conditions météorologiques favorisent ainsi le dégagement des miasmes au-dessus des terres argileuses depuis longtemps cultivées, la fièvre devient pernicieuse, parce que le miasme devient plus infect, plus violent quant aux effets qu'il produit. Mais, sans le concours d'une plus grande intensité dans les effets toxiques des effluves telluriques, la fièvre intermittente la plus bénigne ne tarde pas à devenir pernicieuse, si elle n'est pas arrêtée dès les premiers accès, lorsqu'elle s'est développée sur un individu porteur d'une lésion chronique de quelque organe. Elle ne manque pas de prendre la forme apoplectique lorsqu'elle survient chez un sujet atteint d'une congestion habituelle de l'encéphale. Plusieurs fois j'ai eu occasion de la voir s'accompagner d'hémiplégie chez des sujets anciennement guéris d'une lésion traumatique du crâne. Pour les vieillards asthmatiques, la périodicité fébrile ne tarde pas à devenir périlleuse, et il en sera de même dans nos contrées sous-pyrénéennes pour toutes les personnes qui colportent un engorgement chronique d'un viscère abdominal, tel que le foie, le rein, la vessie, etc.

La fièvre intermittente peut devenir pernicieuse, — et j'en ai vu plusieurs exemples, — quand elle sévit sur un individu doué d'une sensibilité nerveuse exagérée. Celle-ci est bientôt comme épuisée, et au second ou au troisième accès, le malade est frappé d'une sorte de sidération, et avec le stade de concentration apparaissent une pâleur mortelle et tout l'affreux cortége de l'agonie. C'est par une succession analogue de phénomènes que la fièvre intermittente devient si redoutable chez les enfants à la mamelle pendant le travail de la dentition. M. Sémanas a publié un intéressant travail sur les accès pernicieux qui emportent beaucoup d'enfants en Algérie. Dans nos contrées, ces accidents pernicieux, pendant la dentition, ne se montrent pas aussi fréquemment;

on n'en rencontre pas moins quelquefois l'occasion d'arrêter par les antipériodiques des symptômes très-effrayants qui se montrent chez les nourrissons au moment de l'éruption dentaire. M. Sémanas a établi dans son mémoire un principe qui nous paraît bien fondé, à savoir que « une fièvre d'intoxication » compliquant un état pathologique quelconque est » d'une intensité en général proportionnée à la gra- » vité de l'état pathologique auquel elle vient se » surajouter. Peu marquée et consistant en faibles » paroxismes, la fièvre augmente singulièrement » pour peu que l'affection qu'elle complique offre » elle-même quelque importance; dans ce dernier » cas, elle ne tarde pas à devenir pernicieuse (1). »

J'ai assez insisté en parlant du pronostic des fièvres intermittentes sur le danger que la grossesse apportait aux maladies périodiques, pour qu'il soit compris que des accidents pernicieux viennent souvent menacer les jours des femmes grosses lorsqu'elles se trouvent sous l'influence de l'intoxication endémo-tellurique. — Avant le cinquième mois, c'est-à-dire avant que les mouvements actifs du fœtus ne soient perçus, la périodicité ne nous a pas paru dangereuse; mais dans la dernière moitié de la grossesse et tant que dure l'état puerpéral, avec

(1) Voy. Sémanas, *De la fièvre pernicieuse des enfants à la mamelle*, p. 38.

la fièvre intermittente et surtout avec la fièvre rémittente ou pseudo-continue, il est à peu près impossible de ne pas voir apparaître des symptômes mortels, si les antipériodiques ne sont administrés à temps. La femme de Diomède, dont parle Hippocrate, qui mourut d'une fièvre pernicieuse, était grosse (1). Les auteurs classiques ne disent rien sur cette gravité excessive des maladies périodiques pour les femmes enceintes. M. Gintrac, qui, dans son bel ouvrage de pathologie interne, a si bien résumé l'état des connaissances actuelles sur ce genre d'affections, se borne à dire : « Les fièvres intermittentes peuvent avoir des conséquences fâcheuses chez » les femmes enceintes et devenir une occasion d'a» vortement. Elles sont sérieuses quand elles sur» viennent immédiatement après la parturition ; » elles présentent presque toujours alors une mar» che irrégulière ou des complications graves (2). » Pour nous, nous avons cherché à appeler particulièrement l'attention des praticiens sur cette excessive gravité des maladies périodiques pour les femmes grosses. Nous nous sommes longuement étendu sur ce sujet aux chapitres du pronostic et du traitement, où nous avons établi que le sulfate de quinine n'était point abortif. Nous rappelons ici ces

(1) Livre V, *Des Epidémies*, section 3, 11e observation.

(2) Tome III, p. 654.

faits à l'occasion de l'éthiologie des fièvres pernicieuses; nous rappellerons aussi que, pour les femmes grosses et pendant la période puerpérale, la fièvre prend la forme soporeuse lorsqu'elle devient pernicieuse.

La fièvre intermittente pernicieuse ou les accidents très-graves qui peuvent subitement se montrer dans le cours des fièvres rémittentes et pseudo-continues, varient à l'infini de forme, selon le symptôme culminant, le symptôme majeur qui vient éveiller l'attention du médecin et lui faire craindre pour son malade une fin prochaine. C'est ainsi que l'on a distingué des fièvres pernicieuses, dyssentériques, cholériques, syncopales, algides, commoteuses, convulsives, etc..... Alibert, qui avait peu vu, mais qui avait compilé tous les bons auteurs, a vulgarisé les saines doctrines des fièvres pernicieuses. Toutefois, on peut lui reprocher sa manie des classifications; il en a décrit vingt variétés. — M. Bonnet, de Bordeaux, en a établi douze. « Les » fièvres qui nous occupent, dit cet écrivain, ont » pour symptômes communs une altération profonde » de la physionomie, une prostration subite et con- » sidérable des forces, la faiblesse et l'irrégularité » du pouls; mais ce qui les distingue surtout, c'est » qu'indépendamment de ces symptômes, elles of- » frent un phénomène prédominant et dangereux, » tel que : 1° des vomissements et des évacuations

» alvines, comme dans le choléra-morbus ; 2° une » diarrhée sanguinolente avec ténesme et coliques » plus ou moins fortes ; 3° une cardialgie accompa- » gnée de vomissements ou d'efforts plus ou moins » violents et inutiles pour rejeter les matières con- » tenues dans l'estomac ; 4° un flux de matières » noirâtres, semblables à de la lavure de chairs ; » 5° un point de côté, avec toux humide, râle cré- » pitant, crachats sanguinolents, etc....., ou bien » une toux sèche, difficulté de respirer, etc..... ; » 6° une affection soporeuse grave ; 7° un délire vio- » lent ; 8° une hydrophobie avec fureur maniaque, » envie de mordre, sécrétion abondante de salive ; » 9° un froid continu qui augmente par degré, et » qui n'est point suivi de chaleur ; 10° une sueur » abondante qui n'apporte aucun soulagement ; » 11° des palpitations violentes, une douleur insup- » portable vers la région du cœur ; 12° des synco- » pes réitérées (1). »

Comme la perniciosité peut se greffer sur toutes les maladies occasionnées par les empoisonnements telluriques ou paludéens, peu importe la forme. Il suffit qu'un accident mortel de sa nature se montre associé avec une périodicité quelconque pour que la fièvre puisse être appelée *pernicieuse*. Une seule classification profitable, au point de vue du diag-

(1) Voy. Bonnet, *Traité des fièvres intermitt.* Paris, 1835, p. 32.

nostic et de la thérapeutique, m'a parue rationnelle ; aussi, la trouvant toute énoncée dans J. Franc, nous la faisons nôtre, et nous admettons trois espèces de périodicité : 1° tantôt la fièvre acquiert une telle violence dans l'un de ses stades, que la vie est en danger ; 2° tantôt les stades accoutumés de la fièvre n'ont rien de pernicieux, mais il paraît quelques symptômes graves, tels que le coma, des vertiges, un flux dyssentérique, etc... ; 3° tantôt l'accès prend dans son ensemble la forme d'une maladie très-sérieuse, telle qu'une pneumonie, une néphrite, une méningite, etc.....

En effet, on voit quelquefois l'un des stades de l'accès s'exagérer dans son intensité ou sa durée, c'est-à-dire que le froid, la chaleur ou la sueur se développent à un degré tel que cette seule condition morbide constitue un danger pour la vie. Ainsi, dans le stade de froid, le malade a le corps glacé comme un cadavre ; dans le stade de chaleur, il se sent pour ainsi dire dévoré par un feu ardent, ou bien, dans le stade de sueur, il semble se fondre en transudation diaphorétique, au point de tomber tout à coup dans un épuisement qui pourrait devenir mortel, si la scène se renouvelait une seconde fois. De là trois espèces : la pernicieuse algide, la pernicieuse ardente, et la pernicieuse diaphorétique.

La pernicieuse algide et la pernicieuse ardente

sont très-rares dans nos contrées du sud-ouest de la France. Je n'en ai observé aucun exemple. Dans les pays chauds et dans les contrées marécageuses, où le poison est plus subtil, la fièvre devient fréquemment périlleuse en prenant l'une de ces formes. J'ai rencontré plusieurs exemples de fièvres diaphorétiques. — Un ecclésiastique, âgé de cinquante-cinq ans, était atteint d'une fièvre intermittente quotidienne. Il prit 70 centigrammes de sulfate de quinine en potion, et le lendemain l'accès revint et se termina par une sueur tellement abondante, que le malade mouilla seize chemises et toutes ses couches. La dose du sel antipériodique fut portée à 1 gramme, et le même accident se renouvela, laissant le malade dans un état de faiblesse tellement considérable qu'il pouvait à peine me donner le bras lorsque je lui demandai à lui tâter le pouls. Le quinquina jaune en poudre, administré dans du vin miellé, eut un meilleur succès et sauva le malade. Dans la même semaine, un cultivateur, nommé Rodière, ayant eu déjà plusieurs accès de fièvre tierce, mouilla trente-quatre chemises. Les forces vitales en devinrent profondément atteintes, et la fièvre demeura continue. La poudre de quinquina jaune réussit encore à merveille et ramena ce malade de l'agonie à la santé.

Il est des cas où l'imminence des caractères pernicieux de la fièvre ne ressort nullement de l'exagération d'un stade de l'accès, mais où le danger survient par l'apparition d'un symptôme grave insolite, tel qu'un flux dyssentérique ou cholérique, des vertiges, du coma, des syncopes, le hoquet, etc..... On voit alors le faciès altéré, le pouls petit et irrégulier; et si les antipériodiques ne sont pas administrés à temps, à un second ou à un troisième paroxysme le malade succombe. La forme la plus ordinaire, dans nos contrées livrées à la culture, est la forme comateuse ou léthargique. C'est celle qu'on observe le plus souvent chez les femmes qui sont atteintes d'une fièvre périodique dans la seconde moitié de leur grossesse ou dans l'état puerpéral. Ce fut aussi la forme la plus répandue dans l'épidémie que j'ai observée en 1846. Le plus souvent, cette forme comateuse ou léthargique apparait dans le cours d'une fièvre pseudo-continue. Tout à coup, vers le troisième ou le quatrième paroxysme d'une fièvre rémittente, les malades ressemblent aux sujets atteints d'une commotion cérébrale après une chute sur la tête. Ils sont immobiles, l'œil fixe ou légèrement entr'ouvert; si on leur adresse quelques questions, ils répondent par monosyllabes, ils ont l'air ennuyés, ils semblent vouloir dire : *Laissez-moi tranquille*. Leur pouls est mou et dépressible, la peau couverte d'une sueur qui se refroidit facilement, la déglutition est difficile ou très-lente, la langue est pâle et décolorée, et ce caractère est digne de remarque, parce qu'il doit fixer le diagnostic. Il y a quelquefois des selles involontaires, la respiration est stertoreuse. J'ai observé quelques cas qui m'ont rappelé la description donnée par M. Nepple, et qui se trouve retracée dans son excellent ouvrage en ces quelques lignes : « La fièvre pernicieuse soporeuse débute ordinairement par un froid profond et général, avec ou » sans tremblement, mais toujours avec engourdissement et stupeur, immédiatement suivie de perte » de sentiment et de mouvement ; les membres » sont quelquefois agités de mouvements convulsifs. Le pouls est d'abord presque imperceptible, » mais bientôt il devient vibrant et plein, et conserve même ce caractère jusqu'à la mort. La déglutition est impossible. La face est cadavéreuse ; » l'œil à demi-ouvert, terne, immobile ; la pupille » très-dilatée ; la respiration est le plus ordinairement râlente, etc..... Après l'accès, le malade, » en reprenant connaissance, paraît être dans un » état d'ivresse. Il entend mal et répond de même ; » il bégaye ; *la langue est pâle et sèche*, la soif » modérée (1). »

La nature est prise sur le fait dans le tableau que retrace M. Nepple. Quel bon observateur ! combien sont grands les services qu'il a dû rendre dans les

(1) Ouvrage cité, p. 95.

contrées qu'il habite. Placé au centre d'un pays profondément impaludé, cet excellent clinicien a rencontré des caractères très-accusés de toutes les formes de l'intoxication marécageuse. Pour nous, qui ne voyons que des sujets plus ou moins influencés par un miasme moins nocif, par le miasme qui s'élève au-dessus des terres argileuses depuis longtemps cultivées, nous n'avons vu — comparativement — que rarement des accidents pernicieux survenir pendant le cours des fièvres de diverses formes qui se montrent endémiquement dans le bassin sous-pyrénéen. La forme diaphorétique, qui n'est que l'exagération d'un stade ordinaire des accès, le coma, les vomissements, le délire ou tout autre accident grave, qui vient se surajouter aux paroxysmes ordinaires des fièvres intermittentes simples ou subintrantes, voilà tout ce que nous avons pu rencontrer. Rarement et seulement pendant les saisons qui ont le plus favorisé le dégagement du miasme tellurique, nous avons rencontré les fièvres pernicieuses que nous avons rapportées à un troisième ordre, c'est-à-dire celles où l'accès tout entier prend la forme d'une maladie grave, d'une méningite, par exemple, ou d'une pneumonie, d'une néphrite, etc..... J'ai en ce genre été témoin d'un fait fort curieux, en ce sens que j'ai pu voir et toucher la lésion qui rendait la fièvre pernicieuse, et qui, à chaque accès, simulait une toute autre maladie. Il s'agit d'un jeune garçon de seize ans qui avait une fièvre tierce. A chaque accès, on voyait se développer une glossite des plus intenses ; la langue devenait énorme, rouge, fendillée, saignante. Elle dépassait les arcades dentaires, la déglutition était impossible ; au troisième accès, la respiration fut gênée au point que l'asphyxie fut un moment imminente. Il n'y avait pas de ptyalisme. Dès que les rémissions commençaient, la langue commençait aussi à diminuer de volume, et avec la cessation des douleurs elle revenait en quelques heures à son état normal. Elle redevenait large, étalée, un peu saburrale à la base, un peu rouge sur les bords. Elle reprenait cette forme carrée que cet organe présente presque toujours quand la fièvre affecte le type tierce.

Ce qui se passait dans le tissu lingual de ce malade, cette congestion fluxionnaire, qui chez lui produisait la glossite, nous donne une idée de ce qui se passe dans les méninges ou dans le cerveau des malades dont les accès simulent une méningite ou une encéphalite, et ce qui se passe dans le parenchyme des poumons ou des reins, ou de tout autre organe, lorsque les paroxysmes fébriles nous présentent le tableau d'une phlegmasie de l'un des viscères internes. Nous avons dit précédemment que pour pouvoir dire que la fièvre est réellement pernicieuse, il faut que le symptôme qui vient jeter l'alarme puisse réellement faire craindre la mort. A ce point de vue, toutes les phlegmasies ramenées par des accès périodiques ne menacent pas prochainement la vie : ainsi j'ai vu des accès de fièvre ramener avec eux une douleur au côté avec des crachats sanguinolents et divers râles que révélait l'auscultation, j'ai vu ce genre d'accès se répéter plusieurs fois et la dyspnée augmenter à chaque accès sans que le malade, les symptômes étant appréciés dans leur ensemble, nous parût être dans un danger prochain. J'ai vu un vieillard dont les accès s'accompagnaient de douleurs reinales et d'urines sanguinolentes sans que la fièvre fût pernicieuse. Il est du reste excessivement difficile, dans les affections dont nous nous occupons, de déterminer si la lésion concomitante n'est qu'une complication sans importance, ou si elle est tellement liée avec la périodicité, que ce ne soit que par elle que la perniciosité existe. Si on enlevait ou si on supprimait la congestion viscérale concomitante, la périodicité persisterait; mais le danger, c'est-à-dire le caractère pernicieux, cesserait-il alors? ou bien la congestion n'est-elle produite que par le retour périodique des accès, de manière que ceux-ci, mauvais de leur nature, n'en seraient pas moins pernicieux, alors même que les congestions concomitantes sur tel ou tel viscère seraient combattues et détruites? Voilà des questions difficiles à résoudre. Ces congestions viscérales qui se reproduisent à chaque accès ne sont que des réactions inflammatoires de l'intoxication tellurique, et l'on peut mourir de ces réactions inflammatoires comme on meurt des réactions inflammatoires qui accompagnent la variole, la scarlatine, etc..... Toujours est-il que l'accès ramène constamment des symptômes spéciaux du côté de quelque organe qui se montre particulièrement souffrant au milieu du désordre général de l'économie. Le point essentiel dans les cas dont nous nous occupons, c'est-à-dire dans les cas où la fièvre est pernicieuse, parce que l'accès ou le paroxysme prend la forme d'une autre maladie, c'est de reconnaître la périodicité, ce qui est quelquefois obscur et difficile, et la nature de la maladie ne peut être appréciée que d'après l'aspect du malade et la phénoménisation propre de l'affection, d'après les antécédents et la constitution médicale régnante, etc..... Certaines hémorrhagies, certaines congestions sourdes et à marche chronique sont entretenues quelquefois par une périodicité qui, pour être devinée, nécessite toute la sagacité du praticien le plus consommé. Ce sont des cas de fièvres larvées, et ces fièvres larvées doivent être considérées comme des fièvres périodiques de la pire espèce. Elles peuvent se présenter avec les types les plus divers; en voici un exemple avec le type octave.

Le lundi, 20 juillet 1846, M. B. L...., âgé de soixante ans et d'un tempérament bilieux, fut pris de tournoiements de tête avec syncope; embarras de la parole et vomissements qui alarmèrent sa famille et firent croire à une menace d'apoplexie. Le médecin ne fut pas appelé, mais le malade s'administra une bouteille d'eau de sedlitz. Le lendemain, je le rencontrai par hasard : à la coloration toute particulière de sa figure, je reconnus qu'il était sous l'impression de l'intoxication endémo-tellurique. Il avait le teint d'un jaune terreux, les lèvres blanchâtres et un peu ardoisées, les paupières bouffies. L'appétit était revenu, me disait-il; il ne lui restait qu'un peu de bourdonnement dans les oreilles. Du reste, je ne lui conseillai aucun traitement, parce que je le vis peu disposé à faire des remèdes.

Le lundi suivant, 27 juillet, les mêmes accidents se reproduisirent avec une apparence un peu plus apoplectique. Ils ne durèrent que trois ou quatre heures, et ils s'étaient dissipés au moment où j'arrivai auprès de lui. Je prescrivis 30 grammes de crême de tartre soluble et des pilules avec le camphre et l'assa fœtida.

Huit jours après, le 2 août, les tournoiements de tête, les vomissements, l'embarras de la parole, la syncope, etc...., recommencèrent. Je vis le malade pendant la durée des accidents. Le pouls était mou et lent, la langue pâle et l'expression de la physionomie remarquable par la stupeur. Soupçonnant alors une fièvre larvée, c'est-à-dire une périodicité pernicieuse, je prescrivis du sulfate de quinine à prendre la veille du jour où les accidents devaient se reproduire. Cette précaution conjura l'orage du lundi d'après; le malade guérit, mais il conserva longtemps le faciès propre aux personnes dont l'organisme est influencé par le miasme tellurique.

Le *diagnostic* des accidents pernicieux, dans les maladies occasionnées par l'intoxication tellurique, n'est pas toujours facile. Il est des accès de fièvre intermittente qui, sans être pernicieux, sont accompagnés d'un grand trouble de toute l'économie. Il s'agit donc d'apprécier ici le degré de gravité de cette perturbation générale plus ou moins considérable. Quelle que soit l'intensité inaccoutumée de la fièvre, quelle que soit la prédominance de tel ou tel symptôme, quelle que soit la maladie que l'accès de fièvre puisse simuler, il faut, pour admettre l'existence de phénomènes pernicieux, se trouver en un lieu et en une saison propre au développement de ces maladies périodiques. Certains médecins abusent de la qualification de pernicieux. Tout accident grave survenu dans le cours d'une maladie, et dont l'apparition est plus ou moins inexplicable, est pour eux un accident pernicieux. Un homme succombe à une pneumonie pour laquelle ils ont été appelés trop tard, ou qui a résisté aux moyens ordinaires, les voilà cherchant la périodicité et invoquant, comme explication de l'issue funeste, l'intervention d'un accès pernicieux. Il faut que la maladie soit de sa nature périodique, il faut qu'elle soit une *maladie à quinquina*, et la pneumonie n'est pas une *maladie à quinquina*. Celui qui a la manie de chercher la périodicité dans toutes les maladies, croira la trouver partout. C'est la périodicité réelle qu'il s'agit de trouver, celle qui guérit *par le quinquina*. Car un des premiers éléments du diagnostic pour les fièvres pernicieuses, c'est de retrouver cet air de famille que présentent toutes les affections d'origine endémo-tellurique, et cette teinte jaune terreuse de la face, ces sueurs qui apparaissent à certaines heures, cette grande irrégularité dans la succession des symptômes, qui a été très-bien signalée par Torti. Ses descriptions nous restent comme un modèle de genre; mais mieux que ses prédécesseurs, M. Gintrac a caractérisé les circonstances qui peuvent guider le praticien et lui faire connaître le caractère pernicieux des maladies à quinquina. « Lorsque l'état pernicieux débute, dit le clinicien de Bordeaux, étant » précédé ou non d'accès simples, il arrive de suite » à un haut degré d'intensité. En général, une » phlegmasie, à moins qu'elle ne soit foudroyante, » ne s'élève que par degrés à son apogée, mais un » premier accès pernicieux présente tout d'abord » une certaine violence qui donne l'éveil. Une cessation non moins brusque des symptômes graves » sous l'influence des moyens ordinaires, est encore

» propre à faire naître des soupçons. Que les phé-
» nomènes d'une apoplexie, d'un choléra, d'une
» pneumonie s'évanouissent au bout de quelques
» heures, le malade se rassure, les assistants se
» réjouissent, mais le médecin observe et avise.
» Si des accès même bénins avaient eu lieu anté-
» rieurement, la certitude serait complète.

» En temps d'épidémie, l'exagération d'un symp-
» tôme ordinaire, l'intervention d'un symptôme
» nouveau suffit pour faire reconnaître un état
» pernicieux. Il est rare qu'un symptôme per-
» nicieux apparaisse seul. Le coma s'accompagne
» souvent de délire ou de mouvements convulsifs,
» la syncope de spasmes variés, etc., etc..... Le
» pouls présente ordinairement une certaine dé-
» pression, de l'irrégularité. La physionomie est
altérée, etc.... (1). »

Lorsque dans l'apyrexie d'une fièvre intermittente simple le malade conserve beaucoup de faiblesse, de la chaleur, de la somnolence ou quelque désordre dans les idées, une certaine hébétude, de la torpeur dans les sens, vous pouvez vous attendre à des accidents graves pour l'accès prochain.

Dans les fièvres rémittentes ou pseudo-continues, la surveillance du médecin doit être excessive, et l'apparition du moindre symptôme de l'ordre des

(1) *Loc. cit.*, p. 829.

ataxiques doit faire craindre le commencement d'une phénoménisation pernicieuse.

On a dit que dans les fièvres pernicieuses, l'urine était rare, très-foncée en couleur et souvent fétide. Sans doute ce symptôme se produit souvent, mais il n'a pas l'importance que lui accorde Alibert ; car on peut le rencontrer dans tous les états graves, et il ne me paraît pas être particulier aux accidents pernicieux.

Il est un symptôme qui n'a pas été signalé, au moins d'une manière spéciale, et que l'on retrouve dans la plupart des accidents pernicieux, quelle que soit leur forme. Ce symptôme est la décoloration de la langue. On dirait la langue d'un anémique. C'est ordinairement au moment de l'apyrexie et pendant la sueur que ce symptôme apparaît. On le verra quelquefois survenir tout à coup lorsque depuis plusieurs jours on avait vu la langue rouge et sèche. Ce symptôme n'existe pas toujours lorsque la perniciosité a son siége dans l'un des viscères abdominaux ; mais dans les formes diaphorétiques, comateuses, apoplectiques, etc., il ne manque pas de se produire. Voici le récit d'un fait dans lequel l'apparition de ce signe fut pour moi un trait de lumière, et sauva la vie de la malade, en me faisant prescrire le quinquina dans un moment pressant, alors que mes hésitations avaient déjà laissé gagner du chemin à un état des plus graves.

Depuis quelques jours Rose Balar, forte et belle fille de dix-huit ans, éprouvait des lassitudes, du malaise et de la céphalalgie, lorsque dans l'après-midi, sans frisson initial, elle fut prise d'un mal à la tête tellement violent, qu'elle fut obligée d'aller se coucher. Alors commencèrent à se manifester du délire et des vomissements qui persistèrent vingt-quatre heures. Le lendemain je la trouvai dans un état fort grave; le pouls était à cent dix puls., la figure vultueuse, l'intelligence très-embarrassée, le ventre ballonné, la langue rouge et fendillée, un peu fuligineuse, la soif inextinguible, la peau sèche et brûlante, etc..... Malgré les compresses d'eau froide sur le front et deux applications de sangsues sur l'abdomen, ce désordre persistait depuis cinq jours; des exacerbations irrégulières, des accroissements momentanés de tous les symptômes et principalement du côté des fonctions intellectuelles, s'étaient montrés à des heures irrégulières. Le faciès ne présentait aucune coloration particulière. J'étais très-indécis sur le diagnostic. Le ballonnement du ventre et des gargouillements perçus dans la fosse iliaque droite, me faisaient craindre une fièvre typhoïde suraiguë; les exacerbations passagères et la constitution médicale régnante, me laissaient penser que je pouvais avoir affaire à une fièvre pseudo-continue, avec des accidents pernicieux, c'est-à-dire avec une *maladie à quinquina*, lorsqu'après cinq jours de surveillance très-attentive, à ma visite du matin je trouvai la jeune malade baignée dans une sueur visqueuse, le pouls était mou et dépressible, le regard hébété, *les lèvres pâles, la langue humide, décolorée, comme anémique.* Dès lors la lumière fut faite. J'étais en présence d'une fièvre pernicieuse à forme pseudo-continue. — Sulfate de quinine à haute dose, guérison rapide. — Huit jours après la jeune personne était dans la rue, au grand étonnement de ceux qui, quelques jours avant, l'avaient vue dans un état voisin de l'agonie.

Tout ce que nous avons dit précédemment sur l'étiologie et la nature des *maladies à quinquina*, c'est-à-dire sur la grande famille pathologique qui a pour générateur un empoisonnement miasmatique, s'applique aux fièvres pernicieuses. C'est toujours une intoxication qui produit une altération du sang caractérisée par une diminution de fibrine et une augmentation des principes aqueux, genre de perturbation moléculaire, qui retentit défavorablement sur les deux systèmes nerveux cérébro-spinal et ganglionnaire, et qui produit diverses congestions viscérales, etc..... Peut-être dans les fièvres pernicieuses faut-il supposer un empoisonnement plus subtil, une plus profonde altération du fluide nourricier ou du moins une susceptibilité plus grande de la part de certains sujets, ou l'influence de certaines saisons qui favorisent mieux que d'autres la production des effluves telluriques. A ce point de vue on expliquerait difficilement l'apparition de certains accidents pernicieux, observés dans les saisons où les maladies périodiques sont peu fréquentes.

Toujours est-il que les accidents réellement pernicieux ne s'observent que dans cette classe de maladies qui ne guérissent que par le quinquina. Torti a été le premier à les faire connaître. Nos médecins militaires les ont observées en Morée, à Rome et en Algérie. Parmi les observations laissées par Hippocrate, dit M. Gintrac (1), il s'en trouve quelques-unes qui présentent le cachet des fièvres pernicieuses. Le huitième malade du premier livre des épidémies, mourut le cinquième jour après avoir offert des moments de rémission. Le symptôme insidieux était le délire. Le quatrième de la troisième section du troisième livre, mourut le troisième jour avec des symptômes de phrénitis, dont la marche intermittente était bien marquée par le tremblement et la sueur. Le délire et les convulsions accompagnaient les accès, etc.....

Les malades d'Hippocrate mouraient parce que le père de la médecine ne connaissait pas le quinquina. Aujourd'hui ces maladies terribles sont les plus faciles à guérir, parce que le médecin possède une arme sûre, un agent héroïque dont l'effet est tou-

(1) Voy. Ouvrage cité, p. 771.

jours assuré. Aussi la terrible question de vie ou de mort se résout toujours par une question de diagnostic. Dans les cas où l'intermittence est évidente, l'hésitation n'est pas permise. Il en est à peu près toujours ainsi lorsque l'état pernicieux est constitué par l'exagération d'un stade ordinaire de l'accès, du froid ou de la sueur. Mais lorsqu'il y a danger parce qu'une congestion grave de quelque viscère s'accroît à chaque paroxysme, ou parce que l'accès prend la forme d'une toute autre maladie, le doute est quelquefois permis. Dans les cas surtout où la fièvre est comateuse, où les exacerbations disparaissent dans la perturbation générale de toutes les fonctions, le praticien le plus expert est quelquefois bien embarrassé. A-t-il à combattre une phlegmasie interne ou une fièvre typhoïde, qui sont des maladies que le quinquina ne guérit pas, ou bien se trouve-t-il en présence d'une de ces manifestations terribles d'un empoisonnement tellurique qui ne guérissent que par le quinquina? Dans les cas douteux, il y a moins d'inconvénient à administrer le remède héroïque; car dans la supposition d'un accident de l'ordre pernicieux, le moindre retard, la plus courte temporisation pourrait coûter la vie; et c'est avec raison que Lauter disait que, dans ces cas, le médecin est l'arbitre de la vie et de la mort du malheureux qui s'est confié à lui.

En effet, l'administration d'un agent antipériodique constitue à elle seule toute la thérapeutique des fièvres pernicieuses. Quel que soit le symptôme culminant, il faut, dès que la perniciosité est aperçue, donner le sulfate de quinine. Aucune considération ne saurait prévaloir contre ce précepte. Quelle que soit la complication apparente, que la tête soit entreprise, que l'estomac paraisse irrité, il faut, comme le dit M. Nepple, courir au plus pressé, c'est-à-dire empêcher le retour d'un autre accès. Il faut, s'écrie M. Maillot, agir avec hardiesse et précipitation. Et les médecins du siècle passé, Restaurand, Morton, Torti, Voulvonne, etc....., ont donné le même précepte. Peu de maladies, disait Alibert au premier chapitre de son *Traité des fièvres pernicieuses*, constatent mieux le pouvoir de la médecine et la certitude de ses moyens. En présence d'un accident pernicieux, le médecin doit examiner avec attention, déployer un zèle et une ardeur extraordinaires, *comme le guerrier qui s'arrête et s'enflamme à l'aspect des batteries ennemies.* Il est en présence de la mort : il faut lui disputer la proie. Le danger est imminent, les traits du malade sont altérés, le pouls est à peine saisissable; le malade est sans connaissance : tout annonce une fin prochaine; le praticien reconnaît la périodicité de quelque accident pernicieux : il fait prendre à son malade le remède antipériodique, et le malade est sauvé. Voilà le triomphe de l'art de guérir; voilà de ces réussites qui portent la joie dans le cœur du médecin et qui le dédommagent de l'ingratitude et des sarcasmes de ceux qui n'ont jamais compris et qui ne comprendront jamais l'excellence de notre art.

Dès que la périodicité est aperçue, il faut, disons-nous, administrer le remède. Il ne s'agit pas d'attendre l'apyrexie ou la rémission. Le sulfate de quinine n'arrêterait pas la périodicité s'il était administré trop tard, c'est-à-dire trop près du retour de l'accident qui peut être mortel. Il faut toujours courir au plus pressé, et ne jamais se préoccuper de l'action supposée irritante du sel de quinquina. Le meilleur mode d'administration est celui de Torti, qui le premier a enseigné à guérir les fièvres pernicieuses, et qui partageait le quinquina en doses inégales. La première dose était la plus forte et comprenait à peu près la moitié du fébrifuge, et la portion restante était donnée ensuite en trois ou quatre prises successivement décroissantes, et dans un intervalle plus ou moins rapproché, selon l'imminence plus ou moins prochaine du paroxysme.

La dose du sulfate de quinine doit être élevée un peu plus haut qu'il est d'habitude de la porter dans les maladies périodiques ordinaires. Elle ne sera jamais moindre d'un gramme. Elle pourra, dans certains cas, être portée jusqu'à 1 gramme et demi. Elle devra toujours être administrée dans un véhicule acidulé, et l'on comprend difficilement l'hérésie médicale de M. Sémanas, qui, n'ayant en vue, il est vrai, que les fièvres pernicieuses des enfants à la mamelle, a pu écrire qu'il était préférable de l'administrer dans une potion non acidulée. Nous ne reviendrons pas sur ce que nous avons dit au chapitre du traitement des fièvres intermittentes simples, sur l'importance et la nécessité de l'addition d'un acide. Une excellente pratique pour la curation des accidents pernicieux est de prescrire un lavement avec une égale dose de quinine en même temps que l'on fait prendre la potion quinisée. Cette dernière manière de faire pénétrer l'antipériodique dans l'économie est de rigueur lorsque le malade ne peut avaler ou que des vomissements réitérés font craindre que l'agent qui doit sauver le malade ne soit rejeté par l'estomac. Mais alors la dose du médicament doit être portée à 2 grammes. L'administration par la voie endermique n'offre aucune garantie, aucune certitude de succès. Du reste, j'ai banni complétement de ma pratique ce genre d'administration du sulfate de quinine, même dans les fièvres intermittentes bénignes : 1° parce que je n'ai jamais pu constater que le sulfate de quinine produisît alors aucun effet ; 2° parce qu'elle produit une eschare qui s'oppose à l'absorption du remède ; 3° parce qu'elle occasionne des douleurs tellement atroces que ce moyen m'a paru barbare.

Plusieurs auteurs ont pensé, et nous inclinons nous-même vers cette idée, que la poudre de quinquina jaune agit mieux et plus sûrement dans les fièvres pernicieuses que les alcaloïdes; douze grammes de poudre de quinquina, divisés en trois ou quatre paquets, doivent être préférés à tout autre antipériodique. On les administre dans du vin miellé ou dans une légère décoction de lichen, d'après les règles que nous avons précédemment établies. Les fièvres pernicieuses comateuses ou diaphorétiques sont celles qui réclament la poudre de quinquina de préférence au sulfate de quinine. Celles qui ont pour symptôme majeur un flux du ventre dyssentérique ou cholérique sont plus avantageusement combattues par le sulfate de quinine associé avec l'extrait gommeux d'opium ou avec quelques gouttes de laudanum.

Si, après une première administration du quinquina, l'accès ne revient pas ou ne revient qu'incomplétement, il est de rigueur de répéter la même prescription et d'insister pendant quelques jours à doses décroissantes, sous peine de voir à l'improviste survenir un autre accès pernicieux. Du reste, il semble que, dans les maladies dont nous nous occupons, l'administration des antipériodiques doive s'élever à la hauteur du mal, et la saturation dominer l'intensité des accidents. C'est ainsi que, dans les fièvres graves qui ont une tendance pernicieuse, une dose ordinaire de quinine n'empêchera pas la perniciosité de se manifester. — Depuis quelques jours, le nommé Cunnac avait de la céphalalgie, de la cardialgie, un malaise général et une fièvre continue. Cependant une périodicité vague est aperçue. On administre 60 centigrammes de quinine, et le soir même éclate un accès pernicieux ; le lendemain, je trouve le malade à peu près moribond ; l'agonie semblait imminente ; mais 8 grammes de poudre de quinquina et un lavement avec 2 grammes de quinine arrachèrent ce malheureux à la mort. — Escudié, âgé de cinquante ans, avait eu cinq accès de fièvre qui ne différaient en rien de ceux d'une fièvre intermittente simple. Il vint à ma consultation ; je prescrivis une dose ordinaire de quinine, et le lendemain je fus mandé en toute hâte ; je le trouvai dans un état tel, que j'étais à me demander si j'étais en présence d'un accès pernicieux ou d'une véritable attaque d'épilepsie. Cet état dura quinze heures, ensuite l'apyrexie fut complète, j'avais prescrit une potion avec la quinine et la teinture d'opium et des paquets de poudre de quinquina jaune. Malheureusement ni l'un ni l'autre ne fut convenablement administré, comme cela arrive trop souvent à la campagne, et un second accès épileptiforme emporta le malade. — On voit, par ces exemples, que dans les fièvres pernicieuses, les antipériodiques doivent être administrés *largâ manu*.

Il faut toujours, disent les auteurs du *Compendium* de médecine, se régler sur l'apparition des troubles nerveux tels que les vertiges, la paracousie, la surdité, les bourdonnements d'oreille, etc... On ne sera sûr d'avoir donné une suffisante quantité de remède qu'autant que ces phénomènes se seront produits.

Après l'administration de la poudre de quinquina ou du sulfate de quinine, toutes les autres indications sont secondaires, rejetées au second plan. Cependant, dès que les injonctions les plus rigoureuses auront été données pour s'opposer au retour des accidents pernicieux qui menacent d'écraser la machine vivante, on devra ne pas négliger les complications s'il en existe. On devra se préoccuper du symptôme culminant et rechercher s'il n'y aurait pas quelques moyens d'en atténuer la gravité. Seulement, il faut observer que dans ces maladies les symptômes sont souvent trompeurs et peuvent facilement induire le praticien en erreur. Comment se faire à l'idée que la langue puisse être noire et couverte de fuliginosités, ainsi que les lèvres et les gencives sans qu'il y ait une gastro-entérite? Comment ne pas croire à une congestion du cerveau chez un homme plongé dans un état comateux? Et cependant consultez le pouls, il est mou et lent, examinez attentivement le malade, et si vous avez le coup d'œil médical, vous comprendrez que ce ne sont pas les antiphlogistiques que vous avez à prescrire, mais plutôt des toniques. On ne devine rien en médecine, mais tout s'apprend par la pratique. M. Gouraud père a fait observer qu'Hippocrate, qui avait tout appris de la pratique, avait vu, avec l'œil de l'entendement, les lésions viscérales qui compliquent le plus souvent les fièvres pernicieuses. Il savait qu'elles étaient plus fréquentes du côté de l'abdomen que du côté des autres cavités splanchniques. Aussi, devez-vous toujours examiner avec soin ce qui se passe vers l'estomac ou vers les intestins, et si vous apercevez réellement quelque signe non équivoque d'irritation gastrique ou intestinale, vous pourrez, sans inconvénient, appliquer un petit nombre de sangsues à l'épigastre ou autour de l'ombilic, sans néanmoins omettre la prescription du sulfate de quinine. Les deux moyens peuvent marcher de front. Si l'irritation est plutôt nerveuse que sanguine, on associera l'opium ou l'extrait de belladonne aux agents antipériodiques. Si on a assez de temps devant soi, on pourra adopter la formule que j'ai donnée à la page 191. L'opium, sous toutes les formes, convient dans les accès pernicieux dyssentériques ou cholériques. Il convient encore lorsqu'il existe des douleurs névralgiques excessivement aiguës, lorsque la céphalalgie est très-violente. On l'administre avec avantage contre certaines formes de délire. Toutefois, contre certains états qui rappellent plus ou moins exactement la méningite ou l'encéphalite, il ne faudrait pas se retrancher dans une horreur systématique de toute émission sanguine. S'il est vrai que la saignée générale soit très-souvent funeste dans les fièvres pernicieuses, il n'en est pas moins reconnu, par tous les bons observateurs, que lorsqu'il y a délire avec afflux bien évident du sang vers la tête, le pouls fort, une saignée générale aura de très-bons résultats, calmera les symptômes les plus graves, et favorisera l'établissement de l'apyrexie. Sans attendre cette apyrexie, le sulfate de quinine sera administré en même temps que l'on prescrira la saignée et des applications froides sur la tête. La potion stibio-opiacée de Peysson, dont nous avons donné la formule au chapitre précédent, sera employée avec avantage dans la plupart des cas, et concourra puissamment à déterminer l'apparition de la rémission. Contre toutes les formes comateuses, on prescrira des révulsifs aux jambes et les antispasmodiques diffusibles à l'intérieur. Si le coma est complet, si la respiration est stertoreuse comme dans la forme apoplectique, on appliquera un vésicatoire à la nuque, et dès que le sulfate de quinine aura été donné à doses suffisantes, un émétique (un décigramme tartre stibié) trouvera avantageusement sa place dans le traitement.

Les révulsifs *loco dolenti* prescrits en même temps que les antipériodiques constitueront seuls avec le sulfate de quinine le traitement des fièvres pernicieuses, lorsque la complication sera localisée vers la poitrine, c'est-à-dire lorsque chaque accès semblera ramener une véritable pneumonie. Dans les cas les plus graves et lorsque la respiration est fortement oppressée, on pourra pratiquer une saignée ou appliquer des sangsues entre les deux épaules.

Telles sont les instructions les plus générales qu'il soit possible de donner pour l'emploi des moyens que l'art de guérir enseigne contre les symptômes majeurs qui peuvent donner aux affections périodiques le caractère pernicieux. En semblable matière, il est impossible de tout prévoir. On devra calmer la souffrance de certains organes, diminuer certaines congestions, modérer les évacuations trop abondantes, etc... Les indications varient à l'infini, selon les sujets et les constitutions médicales régnantes. On est médecin ou on ne l'est pas. Ce qui veut dire que tout médecin doit posséder cette faculté intuitive, ou cette science qui apprécie l'ensemble des symptômes et des caractères extérieurs d'une maladie. On doit être capable de comprendre le degré de léthalité que présente l'état d'un malade. Avec les moyens d'investigation que lui fournit la séméiologie, le praticien devra voir de quel côté vient le danger ; il empruntera à la matière médicale les agents qui doivent conjurer les accidents, et dans l'immense majorité des cas, s'il ne perd pas un temps précieux en d'inutiles temporisations, s'il court au plus pressé, c'est-à-dire à l'administration des médicaments qui peuvent seuls arrêter la périodicité, il sauvera la vie du malade, et le sentiment d'un service rendu le récompensera de ses efforts et de sa vigilance.

CHAPITRE XI.

PROPHYLAXIE DES MALADIES ENDÉMO-TELLURIQUES.

Nous avons établi, au commencement de cette étude, que les fièvres intermittentes, rémittentes et pseudo-continues, observées dans les contrées non marécageuses, avaient pour principe générateur les émanations de la terre en culture. C'est donc vers ces émanations elles-mêmes que doivent être dirigées les études des hygiénistes qui voudront s'appliquer à affranchir les populations rurales des conditions qui les exposent à toutes les variétés des maladies périodiques. Leur recommander de se conformer aux règles les plus usuelles de l'hygiène, de se bien vêtir, de se bien nourrir, d'éviter les refroidissements subits, de surveiller la propreté de leurs habitations, d'en éloigner les tas de fumier, de les déposer à l'aspect du nord, etc..... Ce serait, sans doute, leur donner d'excellents conseils ; mais en supposant même que, par extraordinaire, les paysans pussent et voulussent les suivre, ils seraient insuffisants contre une endémicité qui a pour cause un miasme répandu partout, que les hommes respirent à pleins poumons, qui se mélange avec leurs aliments et avec leurs boissons. Contre un agent aussi subtil, aussi universellement disséminé, aucune précaution ne saurait prévaloir. Il ne peut y avoir d'efficace que les moyens qui peuvent détruire ou décomposer ce miasme, ou mieux l'empêcher de se former.

Trouvera-t-on un agent capable de détruire ou de dénaturer le miasme qui s'élève au-dessus des terres cultivées et qui est emporté dans l'atmosphère? J'en doute. Cependant, ne désespérons pas des progrès de la science à cet égard, et ne dédaignons pas les essais tentés dans cet ordre d'idées. M. Dumas avait pensé que les vapeurs du coaltar pourraient désinfecter l'air en *l'ozonisant*. M. Burdel entreprit des recherches sur cette donnée. Il remarqua que, dans un milieu où étaient accumulées des matières animales et où l'ozone ayant disparu l'ozonomètre marquait zéro, l'addition de la poudre désinfectante de coaltar et de plâtre le fit, en peu de temps, monter à 7 ou 8 degrés. M. Deneux, l'un des promoteurs de la désinfection par le plâtre coaltéré, fait le récit suivant : « Dans une famille, où depuis » longtemps les fièvres intermittentes sont en per- » manence, la maison d'habitation se trouvant bâ- » tie dans un lieu bas et marécageux, j'ai fait em- » ployer la poudre désinfectante que j'ai fait répandre

» à profusion dans les diverses pièces de l'habitation. Ce moyen a été employé depuis le 25 août » dernier, et aucun membre de la famille, depuis » cette époque, n'a été atteint par la fièvre intermittente (1). »

Cette expérience est séduisante; elle peut mettre sur la voie d'une protection efficace. Les découvertes modernes ont un cachet de sévérité et de positivisme qui leur donne un caractère d'utilité publique. Mais la désinfection par le coaltar et le plâtre peut-elle être appliquée en grand, dans une vaste contrée, avec autant de succès qu'elle l'a été contre une atmosphère confinée dans une habitation? Cela n'est pas probable. Toutefois, disons que s'il était reconnu qu'il suffit d'ozoniser l'air atmosphérique pour faire disparaître les affections endémo-telluriques, on arriverait peut-être, par le coaltar ou par tout autre agent, à rendre à l'oxygène le degré d'*ozonisation* que lui avaient enlevé les émanations de la terre des étangs ou des marais. M. Burdel, qui prétend que le miasme n'existe pas et que la cause qui produit la fièvre intermittente n'est autre chose qu'un état météorologique particulier, est dans l'erreur et se fait illusion en s'exagérant peut-être l'importance de l'électricité atmosphérique (1). Tous les raison-

(1) Voy. *Gaz. des hôp.*, du 6 décembre 1859, nº 142.

(2) Voy. *Union médicale*, 26 novembre 1861, nº 141, p. 370.

nements de ce chercheur intelligent ne parviendront jamais à faire croire qu'aucune effluve ne s'élève au-dessus des pays impaludés ; il les invoque lui-même comme cause du défaut d'ozonisation de l'air dans les contrées infectées par les fièvres d'accès.

Aussi le problème de l'assainissement des campagnes restera-t-il longtemps encore difficile à résoudre. Mais peut-être serait-il plus facile d'empêcher la formation du miasme dans l'humus végétal, et de s'opposer à sa diffusion dans l'air que nous respirons. C'est à l'ordre positif que la science moderne va généralement demander les lumières qui doivent faciliter la solution des problèmes qui intéressent l'humanité. Mais les esprits sérieux ne se plaisent guère que dans la voie du possible. Et peut-être, à ce point de vue, aimeront-ils mieux attaquer le miasme à *l'état naissant* dans les éléments qui le produisent, et arrêter ainsi les phénomènes de sa formation. Or, nous avons précédemment établi que dans nos pays non marécageux, c'est-à-dire dans le bassin sous-pyrénéen, le miasme qui donne la périodicité aux maladies est produit par la putréfaction des matières animales et végétales dans la couche superficielle du sol, c'est-à-dire la couche livrée à la culture. Là, au sein de l'humus végétal, s'effectuent des compositions et des décompositions chimiques nombreuses et complexes. Toutes les affinités sont en présence dans cet immense laboratoire. L'électricité elle-même s'y produit en abondance pour favoriser la décomposition des substances organiques. Le docteur Burdel, qui, en cette matière, s'est trop exclusivement attaché à l'étude de l'électricité dégagée par le sol, lui fait jouer un si grand rôle, que c'est par son insuffisance ou par sa trop grande quantité qu'il a cherché à expliquer la manifestation des fièvres intermittentes. En parlant de la couche superficielle de la terre, il dit : « Matières salines ou acides, » matières animales et humidité, rien ne manque » dans la constitution de cette pile gigantesque que » le soleil vient animer par ses rayons : sous cette » influence, les molécules humides, répandues si » abondamment dans la couche superficielle du sol, » éprouvent un mouvement continuel de composi- » tion et de décomposition pendant lequel se dégage » une quantité énorme d'électricité (1). » Mais il ne saurait y avoir dégagement d'électricité sans qu'il se produise diverses combinaisons chimiques. Les matières organiques de toute espèce contenues dans la couche végétale de la terre, fermentent, se décomposent, et, par une sorte de combustion lente, donnent naissance à des gaz plus ou moins carbonés qui se répandent dans l'air. Ils s'y modifient de manière à ce que leur présence dans l'atmosphère ne peut être constatée par les réactifs chimiques, ce

(1) Burdel, *Recherches sur les fièvres palud. de la Sologne*, p. 30.

qui n'autorise nullement le praticien distingué de la Sologne à les nier et à ne croire qu'à un état météorologique de l'air de ce pays. Ils y sont, et quoique insaisissables, ils n'en constituent pas moins cet agent mystérieux qui produit les fièvres périodiques. Nous avons établi ailleurs que ces décompositions chimiques, cette fermentation des matières animales et végétales, pour produire le véritable miasme de la fièvre intermittente, devaient se produire dans des terrains plus ou moins argileux; la nature argileuse du sol ayant été constatée dans tous les pays où règnent les intoxications telluriques ou paludéennes. Enfin, nous avons insisté aussi (chapitre II) sur ce fait d'observation, à savoir que les émanations de la terre en culture ne se répandaient dans l'air qu'à la faveur de l'humidité qui tend, par évaporation, à sortir du sol et à se répandre dans la couche inférieure de l'atmosphère; en un mot, qu'elles avaient pour véhicule obligé la vapeur d'eau.

Les moyens qui tendront efficacement à modifier ou à changer la nature des décompositions et des compositions chimiques qui s'effectuent dans les terres argileuses, et ceux qui pourront diminuer l'évaporation à la surface du sol, seront donc les seuls capables d'empêcher la formation du miasme producteur de la fièvre intermittente.

Or, il y a deux opérations agricoles qui ont pour résultat de modifier la série des compositions chimiques qui s'opèrent au sein de la couche arable, et d'en diminuer l'humidité et l'évaporation. Ce sont, d'une part, le *chaulage* et le *marnage* des terres, et de l'autre, le *drainage tubulaire*. Nous n'hésitons pas à avancer que si ces moyens d'amélioration agricole étaient exécutés sur la plus grande surface possible de notre vaste empire, on ne vît diminuer les maladies périodiques qui ravagent nos campagnes. Aussi, à ce double point de vue de la fécondité du sol et de la santé des hommes, il est du devoir de nos gouvernants de pousser les agriculteurs vers ces excellentes pratiques d'agriculture, et au besoin de leur venir en aide. La terre est la mère nourricière du genre humain ; aussi l'homme est-il condamné à la travailler sans relâche pour en obtenir les produits qui doivent l'alimenter, et il serait écrit que des maladies presque inévitables doivent arrêter le travailleur, le décourager et le détourner de sa destination originaire! Sans doute, l'homme est né pour souffrir ; il vient au monde avec une tache originelle dont il doit subir la peine ; mais aussi, quel est le sage qui refuse d'admettre que de toute nos misères il n'en est aucune qui, prise une à une, ne puisse être adoucie et quelquefois totalement supprimée. Rendons-nous compte de l'action que peuvent exercer sur le sol les agents calcaires, c'est-à-dire la pratique du chaulage et du marnage, et quelle modification profonde la terre doit éprouver lorsqu'elle a été drainée, et nous reconnaîtrons sans peine que, par ces grandes réparations agricoles, 1° les émanations du sol sont changées de nature, 2° l'évaporation qui doit emporter ces émanations dans l'air est considérablement diminuée. Nous serons obligé de toucher à des questions qui intéressent l'agriculture aussi bien que l'hygiène publique. Aussi, pour tout ce que nous allons dire, nous sentons le besoin d'abriter notre opinion sous des autorités puissantes. Nous invoquerons souvent le témoignage de deux savants dont les écrits ont acquis un haut rang dans la science agricole, de M. Puvis, auteur d'un excellent livre sur les amendements calcaires, et de M. Barral, l'un des plus intelligents promoteurs du drainage tubulaire en France.

Chaulage et marnage. — Le principe calcaire est, comme on sait, l'un des plus puissants antiputrides. Il sert à neutraliser les émanations des matières animales ou végétales en putréfaction. Il est reconnu que la marne, et principalement la chaux délitée, produisent des effets remarquables sur les terres nouvellement défrichées, où se trouve une grande quantité de matières organiques en décomposition. En effet, par le chaulage, on introduit dans la terre un agent caustique qui contribue à détruire la texture des matières organiques, dont la décomposition n'eût été que très-lente.

La science ne nous en enseigne pas davantage sur ce point; mais elle nous apprend aussi que lorsqu'on chaule une terre arable, on ne se propose pas seulement de fournir aux plantes qui doivent y végéter un élément de leur nourriture, mais d'y introduire une cause de réactions secondaires, complexes, de nature à agir mécaniquement et chimiquement sur la composition du sol.

En effet, sur les plateaux et dans les larges bassins des grands cours d'eau où conviennent ordinairement le marnage et le chaulage, le sol formé par la dernière et forte couche d'alluvion est de nature argilo-siliceuse, le sous-sol est imperméable et supporte une nappe d'eau qui ne peut s'égoutter qu'avec difficulté. Dans ces conditions, la couche superficielle se sature en hiver; mais, ainsi que nous l'avons exposé ailleurs (page 64), à la belle saison le soleil échauffe la terre et chasse l'eau par évaporation. La diminution de l'humidité produit la concentration des matières extractives de toute espèce dont la couche arable est pénétrée. Enfin, un commencement de fermentation s'établit lorsque les choses sont livrées à elles-mêmes; mais si le principe calcaire a été répandu sur ces terres en suffisante quantité, cette fermentation n'a pas lieu, l'agent caustique détruit les matières en décomposition et empêche les émanations gazeuses qui répandraient la fièvre intermittente dans toute la contrée.

Sur les terres purement argileuses, sur les pentes plus ou moins relevées de nos coteaux, qui ne sont formés que par l'argile épaisse et visqueuse, voici comment se comporte la chaux : Depuis longtemps M. Fuchs a fait voir que lorsque la chaux caustique reste sous l'influence de l'humidité en contact avec de l'argile, elle se combine avec elle, et qu'un des effets principaux de cette combinaison est la mise en liberté des alcalis qui se trouvent toujours dans les terres argileuses.

On peut donc admettre que le chaulage exerce sur les matières organiques une action désorganisatrice, et sur les matières argileuses, qui entrent toujours dans la composition des terres arables, un changement chimique dont le résultat est de modifier en définitive les émanations, en même temps qu'il favorise davantage la végétation.

Mais, dira-t-on, la chaux ne reste pas longtemps caustique. Exposée à l'humidité et à l'air atmosphérique, elle se transforme en carbonate alcalin ; mais M. Liébic a découvert que le carbonate de chaux, rendu soluble par l'acide carbonique contenu dans la couche arable, agit sur l'argile à la façon de chaux caustique. Nous pouvons dès lors nous rendre compte de l'action du chaulage, et, avec M. Malagutta, nous pouvons le suivre pas à pas.

« On introduit dans le sol une certaine quantité » de chaux éteinte, et par cela même à un état

» d'extrême division. Sa première action se porte » sur l'argile pour lui enlever les alcalis et les ren- » dre libres. Elle se porte en même temps sur les » matières organiques à texture forte et compacte; » elle les attaque et les prépare même à une facile » décomposition. Rencontre-t-elle des acides, comme » dans certains défrichements, elle les neutralise; » rencontre-t-elle des principes tanniques, si défa- » vorables à la végétation, elle les décompose. En » un mot, elle purifie les terres.

» Mais cette action épuratoire cesse bientôt, car » la chaux a trouvé de l'acide carbonique, s'est » combinée avec lui, et s'est transformée en carbo- » nate. Désormais, c'est à ce dernier état qu'elle » agira lentement, mais sans cesse.

» Le carbonate de chaux ne tarde pas à passer à » l'état de bi-carbonate, et par conséquent à devenir » soluble. Dans cette nouvelle combinaison il con- » tinue à agir, sur l'argile du sol, comme s'il était » encore à l'état de chaux caustique. En outre, il » est absorbé directement par les racines des plan- » tes, et va contribuer à la nutrition végétale.

» De plus, il améliorera les qualités physiques » du sol en le rendant plus perméable aux actions » des agents extérieurs; il fixera, en la nitrifiant, » une partie de l'ammoniaque provenant des fumiers » ou des eaux pluviales; ou bien encore il contri- » buera à décomposer les sels ammoniacaux, à

» les transformer en carbonate d'ammoniaque, et à
» les préparer ainsi à être absorbés par les spongio-
» les des racines.

» Concluons que le rôle de la chaux dans la cul-
» ture des terres est très-complexe : 1° il alcalise le
» sol et l'épure ; 2° il nourrit les plantes et influe
» sur l'économie de l'ammoniac » (1).

Drainage. — Nous venons de voir que les agents calcaires agissent sur le sol par une action chimique ; nous allons reconnaître que le drainage agit par une action mécanique sur l'épaisseur de la couche arable, qu'il modifie de manière à diminuer l'évaporation à la surface cultivée. Les expériences de M. de Gasparin ont établi que l'évaporation d'une terre mouillée est d'autant plus rapide que cette terre est plus complétement saturée d'eau. Le drainage tubulaire augmentant la filtration des liquides à travers le terrain, il doit nécessairement en résulter une moindre imbibition et conséquemment une diminution d'évaporation. Divers observateurs, nous apprend M. Barral (2), ont institué des expériences directes pour évaluer en chiffres l'évaporation à la surface du sol cultivé. Pour l'objet qui nous occupe, les plus exactes sont celles de M. Charles Charnock, vice-président de la société météorologique de Lon-

(1) Voy. Malagutti, *Leçons de chimie agricole*, p. 424.
(2) Voy. *Manuel du drainage*, par Barral, p. 705.

dres. Il en résulte qu'un sol drainé est soumis à une évaporation de 36 pour 100 moins considérable que celle du même sol non drainé et supposé saturé, et cette diminution d'évaporation rend d'autant moindre le refroidissement du sol. En effet, les expériences faites en 1760, à Genève, par Schubler, ont prouvé que l'eau à l'ombre se maintient à 14 +° centi., la couche superficielle du sol conservant 22 +° de température, et que cette température commençait à diminuer au-dessous de huit centimètres de profondeur. D'où on peut induire que l'eau pluviale transporte le calorique de la couche superficielle aux couches profondes; et nous pouvons conclure, avec M. Barral (1), que dans certaines circonstances le drainage favorise l'échauffement de certaines terres qui, dans d'autres conditions, resteraient à des températures constamment très-basses.

Aussi le drainage peut-il influer sur le climat d'une contrée. D'abord, il diminue les brouillards, parce que les brouillards naissent de préférence dans un air plus chargé d'humidité. Si le drainage rend l'évaporation moins considérable à la surface des champs, on doit comprendre que, en masse, une énorme quantité de chaleur pourra être conservée à la terre et que le climat de la localité en sera plus ou moins modifié. Appliquant ces données à la con-

(1) Barral, ouvrage cité, p. 686.

naissance qu'ils ont de la chaleur solaire répartie à la couche superficielle de notre planète, les savants ont calculé qu'une diminution d'un tiers ou d'un quart de l'évaporation équivaut à une économie de la dix-neuvième ou de la vingtième partie de la chaleur envoyée en un an par le soleil à la terre (1).

On se tromperait étrangement si on croyait que le drainage tubulaire ne sert qu'à égouter les terres. La modification que subit le sol, a écrit M. de Papus (2), n'est pas un simple lessivage ; elle est lente à se produire, et son maximum d'effet n'est évident que deux ou trois ans après. Dès que quelques mois sont écoulés, la terre prend un aspect particulier qu'on ne peut mieux comparer qu'à celui que produisent les lombrics ou vers de terre. Les mottes les plus ténaces se fendillent et s'émiettent à cause du passage alternatif de l'air et de l'eau. Celle-ci s'égouttant peu à peu laisse des vides que l'air remplit pour être chassé à son tour à la nouvelle pluie. Bien plus, cet air avec son oxygène s'insinue aussi de bas en haut, en pénétrant par les drains et en remontant par toutes les fissures interposées entre les tuyaux. Cette action est des plus importantes et généralement incomprise par la plupart des agriculteurs. Elle est un des principaux agents de fécondité. L'oxygène

(1) Barral, ouvrage cité, p. 694.
(2) Voy. *Journal d'agric. de Toulouse*. Octobre 1857, p. 424.

de l'air, en pénétrant l'humus dans toutes les directions, se trouve en contact avec toutes les matières organiques de la couche arable et s'empare de leur carbone pour former une masse énorme d'acide carbonique. Celui-ci se dégage en brisant l'adhérence des particules d'argile, auparavant soudées les unes aux autres; il sert en même temps de dissolvant aux phosphates, aux carbonates, aux oxydes, aux sulfures, etc..., et met ainsi les sels dans des conditions qui favorisent leur absorption par les racines des végétaux (1).

A notre point de vue, nous devons ajouter que, dans les terres humides et non drainées, cette vaste production d'acide carbonique ne doit pas avoir lieu, et est remplacée par des combinaisons délétères d'hydrogène et de carbone que nous présumons devoir exister dans le mauvais air des campagnes que ravagent les fièvres intermittentes.

Par ce qui vient d'être exposé, il demeure établi que les agents calcaires, par une action chimique, et le drainage par des influences physiques, modifient puissamment la composition et la texture des terres livrées à la culture. L'élément calcaire, jouissant d'une grande force de combinaison sur les principes qui se trouvent dans le sol, doit aussi agir sur les effluves gazeuses qui tendent à s'en dégager. Le

(1) Voy. Barral, ouvrage cité, p. 707.

drainage exerce une action tellement incontestable, que M. de Papus a pu constater que l'écoulement des eaux, après la pluie, s'effectue d'autant plus promptement et d'autant plus abondamment dans les tuyaux, qu'ils sont plus profondément placés; ce qui indique des changements notables dans les conduits ou petites galeries souterraines que parcourent les eaux pour se rendre dans les drains. Les tuyaux tubulaires, en attirant ainsi vers eux tous les liquides et en permettant à l'air de traverser la couche arable de bas en haut, doivent même déterminer des modifications chimiques, puisque M. Barral a pu démontrer que l'eau qui s'écoule des drains contient douze fois plus d'acide carbonique que la pluie d'orage la plus chargée.

Dès lors, nous admettrons sans peine que les miasmes telluriques ou les effluves délétères qui s'élèvent dans certaines contrées, pour être respirées par les hommes au préjudice de leur santé, doivent être considérablement modifiées par la mise en pratique des opérations agricoles dont nous venons de faire connaître les résultats. Rien n'est moins variable, rien n'est moins contestable dans la constitution de l'air d'un pays que les émanations de la terre. Les grandes agitations atmosphériques que l'on appelle les vents, les variations de température mélangent tout et font échange entre le climat d'un pays malsain et celui de la contrée voisine qui est mieux favorisée ; mais les émanations insalubres du sol se renouvellent sans cesse et restent les mêmes. Aussi, ce n'est qu'en cherchant à les modifier qu'il nous paraît possible d'en neutraliser les effets fâcheux, et d'empêcher la propagation des maladies qu'elles répandent sur les populations les plus intéressantes, sur les populations agricoles.

On opposerait vainement qu'il n'est pas possible qu'une petite addition de principe calcaire au sol puisse influer sur la salubrité générale d'une contrée. Mais c'est bien de la couche la plus superficielle des surfaces argilo-siliceuses, des plaines et des plateaux dépourvus de marais que s'élèvent sous forme gazeuse les miasmes telluriques qui produisent les maladies périodiques. On ne peut imaginer sur la couche arable une action plus directe, plus intime que celle de la marne ou de la chaux qui attaquent dans le sol lui-même les principes insalubres, aussi bien que l'eau de chaux ou la poudre de chaux peuvent, dans les habitations, assainir les lieux bas et infects. Il en est de même à la surface des champs labourés : les principes d'insalubrité ou d'infection y sont attaqués dans leur propre laboratoire avant ou pendant leur formation (Puvis).

Il va sans dire qu'en préconisant le chaulage et le drainage comme des moyens capables d'empêcher les endémies des fièvres intermittentes des pays agricoles, nous entendons que c'est par grandes masses et par vastes surfaces que ces opérations doivent être exécutées. M. Puvis évalue à 40 millions d'hectares les terres qui auraient besoin d'être amendées par un élément calcaire (1).

Les terres qui réclament le drainage pour leur amélioration agricole ne sont guère moins considérables en étendue. C'est surtout dans les terrains tertiaires plus ou moins argileux, et que M. Barral suppute s'élever à près de 16,000,000 d'hectares, que le drainage produit des merveilles de fécondité (2), la superficie totale de notre empire, avant les récentes annexions, étant évaluée, d'après la *statistique générale de la France*, à 52,768,600 hectares (3). Les illustres auteurs de la carte géologique de la France, MM. Dufrénoy et Elie de Beaumont, ne portent qu'à 17,488,000 hectares les terres qui, par leur nature géologique, ne paraissent pas susceptibles d'être drainées.

M. Barral, scrutateur sévère de tous ces calculs, a retranché la superficie des villes, des villages, des bourgs, des routes, des rivières, des bois, etc., etc..., et il s'est enfin arrêté au chiffre de 12,000,000 d'hectares comme représentant la surface totale des terres qui réclament impérieusement d'être assainies

(1) *Traité des amendements*, p. 209.
(2) Barral, ouvrage cité, p. 318.
(3) *Territoire et population*, t. IV, p. 96.

par le drainage tubulaire (1). A 200 francs par hectare, cette vaste amélioration s'élèverait à 2 milliards 400 millions, dépense énorme et qui ne saurait être effectuée qu'après de longues années. Toutefois, les résultats pourraient en être appréciés dans certaines provinces avant que tous les terrains susceptibles d'être drainés l'eussent été en France. Peut-être dans un avenir plus ou moins éloigné, et avec les secours et les incitations du gouvernement, notre belle France verra-t-elle se réaliser cette vaste entreprise d'un drainage général. Pour le développement des richesses foncières et pour la réussite des entreprises agricoles, l'action de l'état, bien que souvent invisible, joue un rôle important. Si le cultivateur est trop chargé d'impôts, s'il est abusé par les lois dites protectrices et qui n'ont jamais été qu'une illusion, si des débouchés ne lui sont pas ouverts en grand nombre, si sa santé, qui est le premier bien-être, n'est pas protégée contre les émanations malfaisantes du sol, la richesse générale cesse de croître, la gêne fait des progrès dans les classes mêmes qui devraient créer la fortune publique, et, à un moment donné et imprévu, l'agriculture languit, la production diminue, et les conséquences d'un tel état de choses deviennent en peu de temps un danger pour la société.

(1) Barral, ouvrage cité, p. 319.

Mais rentrons dans notre sujet. Les terres qu'il est incontestablement utile de drainer sont rangées par M. Barral en deux catégories : 1° les terres froides ; 2° les terres fortes.

1° Les terres froides sont celles qui, sans être imperméables par elles-mêmes, reposent sur un sous-sol imperméable ; elles sont précisément dans le cas du vase de fleurs dont le fond ne serait pas troué. — Dans ces terres, l'eau stagnante donne lieu à un genre de décomposition qui y produit des solutions trop concentrées, soit de matières organiques, soit de principes acides et ferrugineux qui favorisent la végétation des joncs, des mousses, des tussilages, des persicaires et autres plantes à texture lâche et spongieuse. L'eau n'ayant pas d'issue inférieure, ne peut se dégager qu'à la surface par évaporation ; mais pour passer à l'état de vapeurs, cette masse d'humidité enlève une énorme quantité de calorique à la terre et la rend ainsi d'autant plus *froide*.

2° Les terres fortes sont celles où l'élément argileux domine. Elles ont à la fois la propriété nuisible de ne pas laisser l'eau pénétrer profondément et de la retenir longtemps à la surface. De cette disposition il résulte, malencontreusement pour l'agriculture, qu'elles pèchent alternativement par un excès de sécheresse ou par un excès d'humidité. Au point de vue de la santé publique, j'ajouterai que sur ces terres argileuses, l'eau ne les mouillant qu'à la surface, l'évaporation doit s'y effectuer à grandes doses. Or, ce sont les vapeurs d'eau qui s'élèvent au-dessus du sol qui emportent et répandent les miasmes telluriques, c'est-à-dire ceux qui produisent les fièvres intermittentes des pays non marécageux.

L'opinion qui considère l'emploi des agents calcaires et du drainage en agriculture comme de puissants moyens de salubrité pour les campagnes, comme des moyens capables de faire disparaître certaines maladies inhérentes à la respiration de l'air des champs, n'a pas encore reçu la sanction de l'expérience et de la discussion; mais elle s'appuie sur des conjectures et sur des faits qui lui donnent un grand degré de probabilité, si ce n'est de certitude.

En Flandre, en Ecosse et dans plusieurs contrées de l'Angleterre, où l'emploi de la chaux et de la marne est habituel, les fièvres intermittentes sont devenues moins communes; tandis que dans d'autres contrées, où une bonne culture et des travaux intelligents ont créé d'abondants produits, mais où la marne et la chaux n'ont pas pris un rôle important en agriculture, les maladies endémiques sont restées les mêmes (1).

M. Puvis, à qui nous empruntons ces renseignements, nous apprend aussi que partout les contrées calcaires semblent plus salubres, à moins

(1) Voyez Puvis, ouvrage cité, pages 387 et 166.

qu'elles ne recèlent des marais ou que le reflux de la mer ne vienne y mélanger des eaux salées avec des eaux douces. Au pied des montagnes calcaires, l'insalubrité commence là où le sol cesse d'être calcaire et devient argileux ou siliço-argileux. Les émanations des étangs de Berry sur sol calcaire n'ont rien d'insalubre, et le desséchement des étangs de Paracay n'a rien ajouté à la salubrité d'un pays naturellement calcaire.

En France, la pratique du drainage ne s'est pas encore assez répandue pour que les effets hygiéniques de ce genre d'assainissement des terres ait eu des résultats bien appréciables. Si l'assainissement d'un pays à terre argileuse ou à sous-sol imperméable s'effectuait tout d'un coup, nul doute qu'on n'éprouvât presque instantanément une très-sensible diminution dans les maladies endémiques, et le soulagement presque instantané que l'on a obtenu par le desséchement de certains marais ne laissent aucun doute sur ce que produirait le drainage méthodique de toute une province ou de tout un royaume.

En Angleterre, ces effets ont déjà été appréciés. Les enquêtes des comités d'hygiène publique et des commissions médicales sont unanimes pour proclamer que sous l'influence du drainage :

1° Les brouillards sont moins denses et moins élevés ;

2° Les fièvres intermittentes ou rémittentes ont sensiblement diminué ;

3° Les rhumatismes ont presque complètement disparu ;

4° La santé générale des populations rurales s'est notablement améliorée.

Sur ce dernier point de vue, M. Barral fait observer (1) que les états de mortalité, dans les districts qui ont été drainés, montrent que l'assainissement du sol a des conséquences incontestables sur la santé des classes ouvrières. Alors que la population croissait dans une très-forte proportion, on a trouvé que la mortalité générale tombait, par exemple, de 1 sur 31 à 1 sur 40, puis à 1 sur 47. En comparant une période de dix ans précédant le drainage, avec les deux périodes décennales qui ont suivi, partout où il y a eu drainage général de la contrée ce fait est signalé, tandis qu'on ne reconnaît rien de semblable dans les relevés pris sur les états civils des contrées argileuses non drainées.

D'après M. Pearson, pendant l'année qui a précédé le drainage dans le district de Woolton, les cas de fièvre intermittente et de dyssenterie s'étaient élevés à cent deux ; après le drainage, il ne fut observé que seize cas dans la même période de temps.

(1) Voy. ouvrage cité, p. 666

Le bétail, nous apprend encore M. Barral (1), dans les pays drainés, est moins fréquemment atteint par les épizooties, qui les déciment d'une manière si fâcheuse pour le succès des spéculations agricoles. La cachexie aqueuse ne ravage plus l'espèce ovine, et la péripneumonie n'attaque pas d'une manière aussi grave l'espèce bovine. Les récoltes elles-mêmes sont moins sujettes à être envahies par la rouille, surtout dans les bas-fonds, où les brouillards détériorent les grains au moment où ils approchent de leur maturité.

Du reste, l'heureuse influence qu'exercent le drainage et l'emploi des agents calcaires sur la végétation est incontestable. Par l'addition de la marne ou de la chaux, dit M. Puvis (2), les eaux qui traversent la couche arable deviennent assainies et assainissantes. Elles favorisent et activent l'accroissement des légumineuses et des graminées, et cette végétation vigoureuse devient à son tour un agent essentiel de la pureté de l'atmosphère, soit par les émissions d'oxygène, soit par l'absorption de l'acide carbonique, soit par des moyens dont la nature nous réserve le secret. Le drainage d'une autre manière tend au même résultat : il donne de la vigueur à toutes les plantes et double les produits. En effet,

(1) Ouvrage cité, pages 169 et 171.
(2) Ouvrage cité, p. 667.

les racines des plantes ne peuvent se développer à l'aise que là où la capillarité amène une quantité d'humidité suffisante sans que la terre soit saturée. Là où l'eau est stagnante, les plantes ne tardent pas à s'étioler et à mourir. Aussi, tout ce qui doit augmenter la pureté de la couche arable donne au pays une végétation plus luxuriante et des revenus moins aléatoires. Or, dans un champ drainé, le plan de l'eau stagnante est porté au niveau des drains, c'est-à-dire à un mètre, et la capillarité entretient la couche poreuse et humide à une profondeur d'environ 60 centimètres. Dans une terre argileuse, les graines jetées pour la semence ne peuvent germer et fructifier, car elles ont besoin de l'oxygène de l'air pour changer leur principe amilacé en acide carbonique et vivre aux dépens de leur propre substance. Les terres argileuses, lorsqu'elles ne sont pas drainées, retiennent les eaux pluviales et ne les perdent que par évaporation. Leurs mottes n'ayant pas été désunies par l'admission de l'air, se resserrent sur elles-mêmes en durcissant. Aussi les plantes languissent sur les champs argileux non assainis par le drainage, parce que les racines sont tantôt noyées dans une couche saturée, et tantôt desséchées et serrées comme dans un étau.

De tels résultats méritent de fixer l'attention des gouvernements. L'agriculture est la mère nourricière des nations. Elle fait notre plus grande force et notre plus grande fortune. C'est de la terre que provient toute richesse, et il est du devoir des hommes d'Etat de venir en aide aux producteurs qui recherchent les meilleures conditions agronomiques dont le sol est susceptible. On entend dire, à la campagne, que l'argent qu'on ne débourse pas est le premier gagné. C'est absurde : sans doute, dépenser plus qu'il n'est utile est une faute ; mais reculer devant une dépense qui doit être couverte par de beaux résultats n'est pas une faute moins grande, et les chefs des nations doivent savoir qu'aujourd'hui, en agriculture comme à la guerre, l'argent est devenu le nerf des grandes améliorations, des gros profits et du succès. Ces grandes réparations agricoles, qu'on appelle le drainage et le chaulage, donneraient positivement une impulsion considérable à notre agriculture. C'est à la fécondité nouvelle, dit M. Barral, qu'ont trouvée les terres arables drainées sur une large échelle, que l'agriculture anglaise doit d'avoir pu résister à la réforme de la loi sur les céréales, d'avoir pu supporter la libre entrée des grains étrangers (1). L'emploi des agents calcaires n'a pas été non plus sans influence sur la prospérité agricole de la Grande-Bretagne, comme sur celle si remarquable du département du Nord,

(1) Voy. ouvrage cité, p. 299.

et par une série de calculs, M. Puvis a établi que si les agents calcaires étaient donnés à toutes les surfaces qui en ont besoin en France, la masse totale des produits applicables à la nourriture de l'homme serait augmentée d'un tiers pour être livrée à la consommation (1).

Ainsi, la marne et la chaux, en modifiant la composition intime de l'humus végétal, et le drainage, en augmentant sa porosité et en rejetant l'excès d'humidité vers les couches profondes, doubleraient les produits; comme aussi le chaulage attaquerait les effluves telluriques dès leur formation, c'est-à-dire à *l'état naissant*, et le drainage diminuerait l'évaporation, c'est-à-dire ces masses de vapeurs d'eau qui transportent dans l'atmosphère les miasmes délétères qui sèment les fièvres périodiques dans les campagnes. A ce double point de vue, ces grandes améliorations méritent l'attention des gouvernements. La santé des laboureurs est digne à tous égards d'être protégée et d'être prise en sollicitude. Est-ce qu'on pourrait oublier cette portion de la population française qui est la plus vertueuse, la plus laborieuse, la plus patiente, et de toute façon la plus méritante; celle dont le travail nous donne le pain et l'abondance; celle qui occupe les quatre-vingt-dix-neuf centièmes du territoire, et

(1) Voy. ouvrage cité, p. 392.

qui comprend les deux tiers des habitants ; celle enfin qui solde la plus forte portion du budget et qui forme les deux tiers de l'armée, etc... Le médecin qui voit de près cette classe de travailleurs ne peut s'empêcher de la prendre en affection, de gémir sur son isolement en temps de maladie, et de rechercher les conditions hygiéniques qui lui sont funestes ou favorables. Tous les auteurs qui ont recherché quelles étaient les causes des fièvres intermittentes simples ou pernicieuses ont remarqué que les remuements de terre, que les défrichements, et tout ce qui tend à mettre la surface du sol travaillé en contact avec l'air, provoque presque infailliblement le développement de ce genre d'affection. Les praticiens qui exercent dans les départements essentiellement agricoles ont sans doute remarqué que les paysans, les cultivateurs, les manouvriers des champs étaient infiniment plus exposés à l'intoxication miasmatique des émanations de la terre que ne le sont, dans ces mêmes départements, les ouvriers sédentaires des villages et des bourgs, où l'on rencontre quelques artisans qui n'ont jamais travaillé en plein air. Cependant l'homme n'aura du pain, ne vivra, ne fera vivre ses semblables qu'en travaillant la terre. Diminuer autant qu'il est possible le nombre et la gravité des maladies inhérentes à ce genre de travail me paraît une des obligations les plus sacrées qui incombe à toute société bien organisée. Les éléments calcaires et le drainage, employés séparément ou simultanément partout où la nature du sol le réclamerait, peuvent diminuer les chances d'endémie tellurique. Pour nous, nous nous sentons entraîné vers cette croyance. Plus on y réfléchit, plus on demeure convaincu qu'il y a beaucoup à espérer pour la santé publique dans les campagnes où seront vulgarisés le drainage et le chaulage, et nous désirerions que des médecins plus autorisés que nous adoptassent cette manière de voir, et que, plus habiles à convaincre que nous ne pouvons l'être, ils pussent se faire entendre de nos gouvernants ; afin que désormais aucune loi ne fût faite sur le drainage sans que les considérantsne fissent ressortir son importance au point de vue de la santé des laboureurs.

Nous ne sommes ni publiciste, ni économiste, encore moins agronome ; cependant une chose nous frappe, c'est la désertion des campagnes et l'accroissement de la population dans les villes. Tous les dangers de notre époque, tous les problèmes sociaux actuellement à résoudre reviennent à cette observation. On est effrayé des conséquences terribles du manque de bras pour l'agriculture et des exigences turbulentes des populations moins bien moralisées des grandes cités. Or, ne pensez-vous pas que tout ce qui tendrait à diminuer la misère dans les campagnes, et à ce titre se présentent en première ligne les grandes mesures d'hygiène agricole et d'assainissement de la terre, ne pensez-vous pas que si les chances de maladie étaient diminuées pour les habitants des communes rurales, ils n'eussent une tendance moins prononcée à se déplacer et aller chercher dans les villes des salaires plus élevés, des habitudes de luxe et, en temps de maladie, des secours charitables plus abondants? Le gouvernement sacrifie des millions pour embellir les cités, pour procurer du travail aux classes ouvrières; il dépense même des sommes considérables pour l'amélioration des races d'animaux domestiques, et il ne favoriserait pas des pratiques agricoles qui auraient pour résultat de doubler les produits de la terre et de protéger la santé des hommes qui travaillent les champs! Nous terminons notre travail en émettant le vœu que les corps savants soient saisis de cette question et qu'ils insistent auprès des ministres, afin que le gouvernement, par les nombreux moyens d'action dont il dispose, vienne en aide aux agriculteurs et les entraîne vers la pratique générale du chaulage et du drainage, soit séparément, soit simultanément.

FIN.

TABLE DES MATIÈRES.

CHAPITRE PREMIER.

De l'intermittence en général.

CHAPITRE II.

Etiologie.

CHAPITRE III.

Anatomie pathologique.

CHAPITRE IV.

Symptomes et diagnostic.

CHAPITRE V.

Complications et accidents consécutifs.

CHAPITRE VI.

Pronostic.

CHAPITRE VII.

Nature de la maladie.

CHAPITRE VIII.

Traitement.

CHAPITRE IX.

Fièvres rémittentes ou pseudo-continues.

CHAPITRE X.

Fièvres pernicieuses.

CHAPITRE XI.

Prophylaxie des maladies endémo-telluriques.

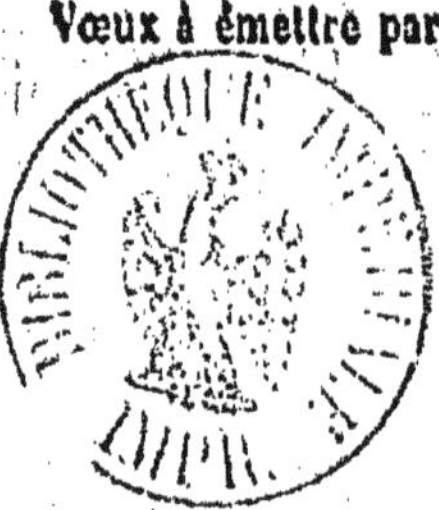

FIN DE LA TABLE.

ERRATA.

Page 18, ligne 1re, des vertiges cadavériques, *lisez :* vestiges.
Page 51, ligne 15, et page 56, ligne 20, noscive, *lisez :* nocive.
Page 84, lignes 1 et 28, et page 87, ligne 27, véneux, *lisez :* veineux.
Page 87, ligne 14, celui des autres? *lisez :* celui des autres viscères.
Page 157, ligne 23, sur l'une et sur l'autre, *lisez :* sur l'un et sur l'autre.
Page 195, ligne 10, rageuse, *lisez :* rugueuse.
Page 205, première formule, mêlez et ajoutez, *lisez :* mêlez et agitez.
Page 206, Lagarage pour Layaraye.

www.ingramcontent.com/pod-product-compliance
Ingram Content Group UK Ltd.
Pitfield, Milton Keynes, MK11 3LW, UK
UKHW020127220726
13923UKWH00001B/43

9 782016 151433